U0200336

中文翻译版

先天性马蹄内翻足治疗方法与原理
Congenital Clubfoot Fundamentals of Treatment

第 2 版

主　编　Ignacio V. Ponseti

主　审　王　岩

主　译　赵　黎

科学出版社

北　京

图字：01-2019-5788 号

内 容 简 介

本书汇集了美国爱荷华大学 Ponseti 教授及其团队数十年临床和基础研究成果，系统、深入地阐述了先天性马蹄内翻足 Ponseti 治疗方法及相关原理。书中综合了大量解剖学、组织学、生物力学、影像学知识，以及临床案例长期随访结果，并通过相关图片资料分析了正常足的功能解剖、马蹄内翻足畸形发生、矫正及预防畸形复发的机制，通过临床病史搜集、体检和治疗等强调了诊治中细节的重要性，并针对治疗效果提出了有临床实用价值的评估指标。本书第 11、12 章专门介绍了马蹄内翻足治疗中的错误及复杂型马蹄内翻足的治疗。

本书无论对于初学者，还是具有一定治疗经验的医生，均具有指导价值，能帮助临床医生获得对 Ponseti 治疗方法的正确认识，也能帮助相关人员加深对 Ponseti 方法所倡导的非手术方法治疗先天性马蹄内翻足的理解。

图书在版编目（CIP）数据

先天性马蹄内翻足治疗方法与原理：第 2 版/（美）伊格纳西奥·潘塞缇（Ignacio V. Ponseti）主编；赵黎主译. —北京：科学出版社，2020.12
书名原文：Congenital Clubfoot Fundamentals of Treatment
ISBN 978-7-03-067265-0

Ⅰ. ①先⋯　Ⅱ. ①伊⋯ ②赵⋯　Ⅲ. ①足–骨先天畸形–诊疗　Ⅳ. ①R682.1

中国版本图书馆 CIP 数据核字（2020）第 252656 号

责任编辑：马晓伟 / 责任校对：杨　赛
责任印制：肖　兴 / 封面设计：黄华斌

Title：*Congenital Clubfoot Fundamentals of Treatment.*
ISBN：0 19 262765 1（h/b）
Copyright © by I. V. Ponseti, 1996.
All Rights Reserved.

科 学 出 版 社 出版
北京东黄城根北街 16 号
邮政编码：100717
http://www.sciencep.com

艺堂印刷（天津）有限公司 印刷
科学出版社发行　各地新华书店经销
*
2020 年 12 月第 一 版　开本：720×1000　1/16
2020 年 12 月第一次印刷　印张：7 3/4
字数：144 000

定价：68.00 元
（如有印装质量问题，我社负责调换）

翻译指导委员会

王　岩　　中国医师协会毕业后医学教育骨科专业委员会

　　　　　　中国人民解放军总医院

马真胜　　中国人民解放军空军军医大学第一附属医院

　　　　　　中国医师协会骨科医师分会骨与关节发育畸形和残疾预防工作委员会

　　　　　　中国医师协会毕业后医学教育骨科专业委员会

Jose A. Morcuende　　美国爱荷华大学

　　　　　　　　　　　Ponseti 国际协会

师　慧　　英华儿童骨科医生集团

沈忠美　　唯医骨科

《先天性马蹄内翻足治疗方法与原理》（第2版）

翻 译 人 员

主 审 王 岩

主 译 赵 黎

副主译 杨 璇 王米虎

译 者（按姓氏汉语拼音排序）

操日亮 广东省妇幼保健院

江 君 四川大学华西医院

李连永 中国医科大学附属盛京医院

李天友 山东省立医院

唐学阳 四川大学华西医院

田 斐 山西省长治医学院附属和平医院

王米虎 英华儿童骨科医生集团

温鑫鑫 中国人民解放军空军军医大学第一附属医院

夏敬冬 武汉儿童医院

杨 璇 上海交通大学医学院附属新华医院

张 勇 深圳大学总医院

赵 黎 英华儿童骨科医生集团

中译本序一

在 Ponseti 医师完成这部专著第 1 版的 25 年，以及经扩展的第 2 版出版以来的这些年中，他的工作成果已被证明是经得起时间考验的。Ponseti 方法的理论基础和 Ponseti 医师治疗的细节内容没有改变。改变的是，大量的证据证明，如果严格遵循 Ponseti 方法开展工作，无论是在他的家乡美国爱荷华州，还是在地球上某些偏远的地区，都取得了巨大的成功。

Ponseti 医师是我的良师益友，我追随着他留下的事业，我相信，若获知中国骨科界仍然致力于原汁原味地学习和应用他耗费几十年时间所建立和完善的方法，他会非常欣慰。该书将帮助所有专业人士充分理解马蹄内翻足的特征、矫治方法的生物力学基础、治疗的原则、需要避免的错误，以及如何治疗那些我们工作中可能遇到的难治病例。该书也会帮助读者理解如何预防畸形复发和治疗复发的病例，从而避免手术治疗，业已证实，手术治疗会导致灾难性的远期结果。最为重要的是，该书通过帮助马蹄内翻足患儿的父母克服恐惧，来帮助其理解治疗马蹄内翻足的理念，以便医师与家长合作，为孩子们提供最好的治疗。

未来，在中国出生的马蹄内翻足儿童将感谢中国医学专业人士的奉献、马蹄内翻足患儿家长的付出和其他 Ponseti 方法倡导者的坚持，是他们决心改变现状，为孩子们提供这样一种治疗方法，以使其可享有正常而充实的生活。

医学博士

Marvin and Rose Lee 骨外科和儿科讲座主任、教授

美国爱荷华大学 Ponseti 马蹄内翻足治疗与研究中心

Ponseti 国际协会会长

Preface

In the twenty-five years since Dr. Ponseti completed the first edition of this book and in the years since he published the expanded second edition, his work has proven to be timeless. The science that underlies the Ponseti Method and the details of Dr. Ponseti's treatment are unchanged. What has changed is the volume of evidence that supports the overwhelming success of the Ponseti Method if rigorously applied, whether in his home state of Iowa in the United States or in the most remote locations on earth.

Knowing Dr. Ponseti as a mentor and friend-and following his legacy, I know he would be extremely pleased to know that the orthopedic community in China remains committed to learning and applying his method precisely as he developed and refined it over so many decades. This book will help all professionals to fully understand the nature of clubfoot; the biomechanics underlying the correction; the principles of treatment; the errors to be avoided and how to treat those difficult cases if they happen; the prevention and management of relapses; and avoiding surgical interventions that will certainly lead to disastrous long term results. Most importantly, this book will help understand the philosophy of managing clubfoot by helping parents overcome their fears and work with them to provide the best care for their children.

The tens of thousands of children to be born with clubfoot in China in the coming years will appreciate the dedication of the Chinese healthcare professionals, parents of children with clubfoot and other advocates who are so determined to change the status quo and provide them with a treatment that will allow them to have a normal, fulfilling life.

MD, PhD

Marvin and Rose Lee Chair and Professor of Orthopedic Surgery and Pediatrics

The Ponseti Clubfoot Treatment and Research Center, University of Iowa

President, Ponseti International Association

中译本序二

很荣幸能够为 Ponseti 教授主编的 *Congenital Clubfoot Fundamentals of Treatment* 中文版作序。Ponseti 教授是先天性马蹄内翻足（congenital clubfoot）非手术治疗的积极倡导者和先天性马蹄内翻足 Ponseti 治疗方法的开创者。20 世纪 90 年代，美国爱荷华大学（The University of Iowa）骨科发表了平均 30 年的长期随访研究结果，证明采用 Ponseti 方法治疗的有效性和疗效的持续性，该方法开始在全世界得到越来越多同行的认可，其良好的治疗结果也得到越来越多实践的认证。同时，Ponseti 方法也得到世界卫生组织（WHO）的推荐，这使得马蹄内翻足的治疗从以往以手术治疗为主的模式逐渐转变为以 Ponseti 方法为代表的非手术治疗模式。尤其是非手术治疗模式在发展中国家和地区的推广与应用，为当地节省医疗资源、降低残疾率发挥了重要作用。

2013 年，我代表中国出席了美国骨科医师协会（AAOS）年会并参加了以马蹄内翻足为主题的世界论坛，其间共有 4 个国家受邀报告各自国家所开展的工作，赵黎教授代表中国马蹄内翻足项目工作团队报告了团队采用 Ponseti 方法在先天性马蹄内翻足早期诊治、减少残疾方面所做的工作，各国同行均给予积极评价，至今我仍然对点评其报告时的激动心情记忆犹新。

在我国，先天性马蹄内翻足长期位于常见出生缺陷的前十位，是肢体残疾的主要原因之一。同世界的趋势类似，以往的治疗是以广泛的软组织松解甚至截骨矫形为代表的手术模式。2005 年，中华医学会小儿外科学分会开始推行以"健步行动"为主题的项目，开展先天性马蹄内翻足 Ponseti 治疗方法的传播和培训工作，并得到越来越多同行的积极响应和广大患儿家长的支持。2015 年，我担任主任委员的中国医师协会骨科医师分会（CAOS）成立骨与关节发育畸形和残疾预防工作委员会（CSBJDDDP），并与 Ponseti 方法的发源地和培训中心——美国爱荷华大学 Ponseti 国际协会（PIA）建立战略合作，进一步推动 Ponseti 治疗方法在中国的传播和培训工作，提出建立中国马蹄内翻足项目的倡议，并将工作任务设定为通过各方面的合作和努力，到 2025 年实现每一位马蹄内翻足患儿在新生儿时期就能得到及时、正确治疗的目标，消除延误治疗的马蹄内翻足病例和由此所带来的肢体残疾。通过中国医师协会骨科医师分会、PIA、唯医骨科、爱佑慈善基金会和患儿家长组织等多方面的努力，我们建立了海外培训项目，至今已经选送 20 余位医师在 PIA 马蹄内翻足培训中心接受培训，之后回国在各个地区开展工作，取得了令人鼓舞的成果：发布了中国医师协会骨科医师分会骨科循证临床诊疗指南（CAOS-PIA）——《马蹄内翻足畸形潘塞缇（Ponseti）方法临床诊治指南》（2017年版）；建立了中国马蹄内翻足登记系统（China Clubfoot Registry）。

　　Ponseti 教授主编的 *Congenital Clubfoot Fundamentals of Treatment* 是介绍 Ponseti 治疗方法的经典著作，该书经历了时间的磨炼。2018 年，很多致力于马蹄内翻足诊治工作的医学和非医学人员提出对绿皮书（注：该书原版为绿色封面，故习惯称为绿皮书）阅读的要求，遂成立由各合作方指导、赵黎教授牵头的翻译委员会，开展对该专著的翻译工作。

　　我相信，该专著中文版的问世必将在推动中国马蹄内翻足项目方面发挥积极作用，助力中国马蹄内翻足项目一步一步、脚踏实地迈向既定目标。在这里，我要对多年来一直致力于推动中国马蹄内翻足项目的人们表示由衷的钦佩，也感谢参与该书翻译和出版工作的专家、教授，你们在这项饶富意义的工作中做出了重要贡献。真诚地期盼该书能帮助医疗人员甚至患儿家长加深对马蹄内翻足 Ponseti 治疗方法的认识，使每一位马蹄内翻足患儿都能接受规范的 Ponseti 方法治疗，个人、家庭和社会因此享有更多的福祉。

中国医师协会毕业后医学教育骨科专业委员会主任委员

2020 年 2 月于中国人民解放军总医院

第 2 版前言

Congenital Clubfoot Fundamentals of Treatment 于 1996 年首次出版，第 2 版揭示了如何及为什么通过严格遵循我的治疗方案，不需要手术即可矫正这一致残性畸形。过去十年，我已经矫正了 1000 多例马蹄内翻足患者，均不需要行韧带或关节囊的手术。经皮跟腱切断术，或偶尔行胫前肌腱转移到第三楔骨术，可以帮助患足正常发育。

骨科医师、足踝医师、物理治疗师和医师助理，这些具备专业手法及马蹄内翻足生物力学和生物学基本知识的专业人员已经发表了许多成功的案例。

遗传学家和生物化学家最近发现，胎儿肌球蛋白重链突变会导致关节挛缩症（Toydemir，2006），这提示马蹄内翻足的病因如下：仅患马蹄内翻足而没有其他异常情况的婴儿，胎儿时期的胫骨后肌和腓肠肌-比目鱼肌的肌球蛋白发生突变，这些肌肉将胎儿的脚束缚在旋后位和马蹄位，而其骨骼继续生长。出生后胎儿肌球蛋白被正常的肌球蛋白所取代，肌肉和韧带是可伸展的，此时马蹄内翻若获得良好矫正，则可终身维持正常。

本版增加了一个新章节——"复杂型马蹄内翻足的治疗"，介绍如何通过改良我们之前的治疗方案、在不需要手术的情况下矫正复杂型马蹄内翻足。关节松解手术不是矫正马蹄内翻足的选项，这类手术可导致瘢痕、无力，且常常伴随终身的疼痛。

感谢爱荷华大学出版和邮政部门为本书的编辑、整理所做的工作。

Ignacio V. Ponseti

美国爱荷华市

2008 年 5 月

参 考 文 献

Cooper，D.M. and Dietz，F.R. (1995). Treatment of idiopathic clubfoot. A thirty-year follow-up. J. Bone Joint Surg. (Am.)，77A，1477.

Toydemir，R.M.，Rutherford，A.，Whitby，F.G.，Jorde，L.B.，Carey，J.C.，and Bamshad，M.J.(2006). Mutations in embryonic heavy chain（MYH3）cause Freeman-Sheldon syndrome and Sheldon-Hall syndrome. Nature Genetics，38，561.

第1版前言

1948年，一种新的矫治先天性马蹄内翻足的方法在爱荷华（Iowa）大学医院开始使用。通过有限的手术干预，基于对足部功能解剖清晰的理解，我们的治疗在大多数患者中获得了极优的效果。Cooper医师和Dietz医师（1995）近期针对我们25~42年前治疗的患者所做的回顾性研究结果证实了这一点。虽然马蹄内翻足经治疗后其柔韧程度尚不及正常足，但与年龄相仿的足部正常人群相比，其功能表现方面没有显著差异。

骨科治疗即利用未成熟的结缔组织和骨骼对通过手法和石膏逐渐获得的矫形位置的改变所产生的生物反应来开展治疗，本书则旨在解释为什么这样的骨科治疗是治疗先天性马蹄内翻足的合理方法。关节韧带松解和骨性手术只适用于个别非常僵硬的马蹄内翻足病例，这些病例跗间韧带非常紧张，牵伸不能奏效。

因此，本书第2章和第3章将介绍马蹄内翻足结构的大体解剖和显微解剖，以阐述该畸形基本的异常状况。第4章综述了正常足的功能解剖，这些对理解马蹄内翻足畸形的治疗至关重要。第5章讨论了基于近期生物学研究成果对马蹄内翻足发病机制的认识。第6章介绍患者的临床病史和检查。第7章介绍马蹄内翻足的手法治疗，以及我们所做的几项手术干预。第9章和第10章讨论了我们治疗并随访多年的马蹄内翻足患者治疗结果，以及经治马蹄内翻足病例的影像学研究。第11章讨论了常见错误和医源性畸形，以及如何规避这些问题。

那些支持应用早期根治性手术治疗马蹄内翻足的骨科医师并未意识到接受本书方法治疗的婴儿，其骨骼、关节和韧带畸形在很大程度上是可逆的，我希望，这些骨科医师会考虑应用本书介绍的方法治疗马蹄内翻足。这种治疗对婴儿及其父母来说既节省费用又相对简单，也一直是骨科最好的传统治疗方法。

我要感谢多年来一直与我共事的住院医师、进修生和科室员工，他们与我合作，从不同方面研究了马蹄内翻足的相关问题和马蹄内翻足治疗结果，参与临床研究的有Eugene N. Smoley医师、Jerry. R. Becker医师、Jerónimo Campos医师、Sinesio Misol医师、Sterling J. Laaveg医师、Stuart L.Weinstein医师、Frederick R. Dietz医师、José A. Morcuende医师和Douglas M. Cooper医师；应用电子显微镜对小腿肌肉进行研究的有Jerry Maynard博士；开展相关肌肉内蛋白质合成研究的有Victor Ionasescu博士；指导足运动学研究的有Richard Brand博士；在放射影像学和CT影像研究中做出贡献的有Georges Y. El-Khoury博士；对胎儿马蹄内翻足畸形病理学做出重要贡献的有 Ernesto Ippolito 医师，他现任罗马大学教授。对他们，我深表感谢。我们之间的亲密友谊是我们在大学合作的过程中产生的，这是我职业生涯中最大的回报之一。

Ignacio V. Ponseti

美国爱荷华市，马略卡岛波伦萨港

（Iowa city, US; and Puerto Pollensa, Mallorca.）

1996 年 3 月

目　　录

第 1 章 概 要

马蹄内翻足是最常见的先天性畸形之一。许多病例伴有神经肌肉疾病、染色体异常、孟德尔（Mendel）式或者非孟德尔（non-Mendel）式综合征，还有少数病例存在外在原因。本书将研究范围限定在特发性先天性马蹄内翻足病例，即除马蹄内翻足外没有其他疾病的新生儿。马蹄内翻足在白种人中的发病率为1/1000，在日本人中的发病率仅为白种人的一半，南非黑种人的发病率是白种人的 3 倍，波利尼西亚人（注：大洋洲东部波利尼西亚群岛的一个民族）的发病率为白种人的 6 倍，男女比例为 3∶1，40%的病例双足同时发病（Chung，et al.，1969；Yamamoto，1979；Cowell 和 Wein，1980；Cartlidge，1984；Yang，et al.，1987）。

先天性马蹄内翻足发病与遗传存在一定相关性（Rebbeck，et al.，1993）。在一项基于英格兰埃克赛特（Exeter）的 635 例患者的研究中，Wynne-Davies（1964 a，b）经计算得出：如果家族中有一个孩子发生了这一畸形，那么第二个孩子发生畸形的概率为 1/35。Idelberger（1939）对 174 对单胎或双胎患有马蹄内翻足的双胞胎人群研究发现，双胎同时患病时，有 32.5%（3 对中有 1 对）为同卵双胞胎，仅 2.9%为异卵双胞胎。2.9%这个数据与 Wynne-Davies 在埃克赛特发现的非双胞胎兄弟姐妹的发病率一致。

特发性先天性马蹄内翻足可能会伴有其他先天性畸形。Kite 发现 764 例单侧马蹄内翻足患者中有 8%的患者伴有跖内翻（内收，译者注：原文中采用了 varus 和 adductus 两个词）（Kite，1930）。在我和 Laaveg（Laaveg 和 Ponseti，1980）所研究的 70 例患者中，36 例是单侧马蹄内翻足，8 例（22.2%）有跖内收，较 Kite 报道的发病率要高。最开始就由我治疗的 1200 例马蹄内翻足患者中，据估计但并未报道，有 18%的患者伴有跖内收。Ruth Wynne-Davies（1964 a）在她的患者中发现 17%～18%有关节松弛，疝的发病率并不比普通人群高，有一例儿童伴有先天性髋关节脱位，4%～5%伴有其他肢体畸形，如环状束带，并指、缺指或多指。

必须充分理解马蹄内翻足的病理学、功能解剖，以及马蹄内翻足的韧带、肌腱和肌肉的结构改变，以获得对此畸形进行早期非手术治疗的合适方法。马蹄内翻足是一种复杂的三维畸形，由马蹄、内翻、内收、高弓四个因素组成。骨科文献中有关足部运动和跗骨运动的定义混淆不清，而足部运动和跗骨运动的定义是理解畸形及其治疗的基本问题，我们采用外展/内收、跖屈/背伸和内倾/外倾这些较为恰当的词语来描述跗骨旋转的方向。与国际 SFTR 方法（译者注：基于解剖学体位，将关节活动归纳为三个平面的活动，其中 S 代表矢状面；F 代表冠状面；T 代表横断面；R 代表以上三个平面中任何一个平面的旋转活动）一致，我们依据由 Russe 和 Gerhard 于 1975 年提出、Van Langelaan 于 1983 年（图 1-1）报道的观点来定义这些名词。

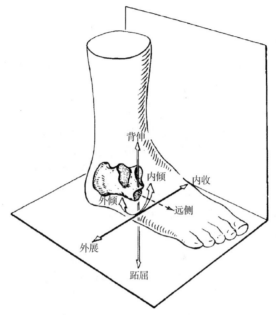

图 1-1　跗（跟）骨相对于身体的平面所做运动的定义（源自 Van Langelaan，1983）

- 内收（adduction）是跗骨的远端向着身体中部平面的方向运动；
- 外展（abduction）是跗骨的远端向着与内收相反的方向运动；
- 跖屈（flexion）是跗骨的远端向着足跖侧的方向运动；
- 背伸（extension）是跗骨的远端向着与跖屈相反的方向运动；
- 内倾（inversion）是跗骨的跖面向着身体中部平面的方向运动；
- 外倾（eversion）是跗骨的跖面向着相反的方向运动。

我们认为旋后是内收、跖屈和内倾的联合运动，旋前是外展、背伸和外倾的联合运动。

足跟内翻这个词用于描述跟骨的内倾和内收运动，足跟外翻这个词用于描述跟骨的外倾和外展运动。

前足旋后这个词用于描述足前部的内倾和内收，前足旋前这个词用于描述足前部的外倾和外展。

马蹄是指足的跖屈程度的增加。

高弓是指足弓高度的增加。

马蹄内翻足的治疗在过去 150 年间始终存在争议。1941 年我进入爱荷华大学医学院完成骨科培训时，科室里不同的医师用不同方法治疗先天性马蹄内翻足，有些人使用手法和石膏固定，有的使用 Denis-Browne 夹板固定，还有的使用 Kite 的方法（1930），即石膏靴楔形切开以矫正各个畸形因素。Thomas 扳手方法偶尔被用于纠正残余畸形，但最终大部分足的结局是手术治疗。Brockman 技术是松解距下关节和跗骨间关节内侧软组织，这是当时科室最常使用的手术方法之一（Brockman，1930）。我和我的同事将内侧软组织松解术扩展为包括后侧软组织的松解，并且经常做外侧切口松解跗骨间关节，恢复跗骨与楔骨和距骨的力线（Le Noir，1966）。这类手术最常见的后遗症是明显的瘢痕、关节僵硬和无力。1948 年以前，我们科室的治疗方法和结果由 Steindler、Le Noir 和其他同事做了报道（Blumenfeld，et al.，1946；Steindler，1950；Le Noir，1966）。

来自利物浦和伦敦的 Robert Jones 在 1923 年写道：对于从第 1 周就开始治疗的马蹄内翻足，他从未见过在两个月内不能通过手法和维持固定完全得到矫正的病例（Jones，1923）。他的经验当时在我们科及其他我所访问过的诊所都无法被复制，并且经过很长时间的治疗之后，结果与完美相差甚远。面对这些令人失望的结果，我开始去探索如何像 Robert Jones 报道的那样在出生后两个月内通过手法和石膏维持固定来矫正马蹄内翻足。

虽然 Kite 是多年来马蹄内翻足保守治疗的主要倡导者，其毕生致力于非手术方法治疗马蹄内翻足的精神应该受到称赞，但是他的方法治疗时间长、满意率低。我决心寻找是哪些不足使他的治疗不能达到 Robert Jones 所报道的治疗效果。1960 年我去亚特兰大拜访了 Kite 医师，学习他的治疗方法。1965 年我们一同在委内瑞拉的首都加拉加斯讲课，培训课上我们都展示了石膏技术，但我们的方法明显不同。

Kite 方法分别矫正每一个畸形因素而不是同时矫正所有畸形因素，虽然他纠正了高弓畸形，且避免了足的旋前及其造成的有害后果，但在足跟内翻的矫正上花费了同样多的时间，因为他没有认识到跟骨必须外展才能达到外倾。但无论如何，他的治疗使患者获得了能踏平的足。本书第 7 章将就如何进行手法操作进行详细讨论。

通过在门诊和手术室的观察，我意识到骨科医师治疗马蹄内翻足的失败部分与医师对正常足和马蹄内翻足的功能解剖缺乏理解有关。如果没有这一理解，就不可能改变导致畸形的力量，也不可能应用恰当的手法进行矫正及石膏固定。随后，我研究了马蹄内翻足的病理解剖，解剖了几例死胎的正常足和 3 例死胎的马蹄内翻足标本，并获得了 1 例 17 周流产胎儿双侧马蹄内翻足的连续切片。通过拍照技术，我研究了正常足和马蹄内翻足跗骨关节的活动范围。我训练我的手指触摸骨骼和关节来感受正常足和马蹄内翻足这些部位的运动。

基于这些研究，在 20 世纪 40 年代后期，我整理出一套统一的治疗方法。20 世纪 50 年代后期，在撰写短期随访文章（Ponseti 和 Smoley，1963）的时候，我重新评估了我的患者，我意识到我发现了恰当的治疗马蹄内翻足的方法，该方法在我们科室沿用至今，并且获得了非常好的治疗结果。使来我科的进修人员印象深刻的是，他们发现这一方法在相对短的时间，不需要手术即可很容易地使绝大多数的马蹄内翻足畸形获得矫正，相比之下，其他医院采用过多的手法和手术治疗，但结果相对较差。虽然经常出现马蹄内翻足畸形复发（这种情况常见于治疗后 2 年），但是大多数病例可以再次通过 4～6 周手法操作和石膏固定获得成功矫治，对于严重的病例，采取胫前肌腱转移术也可以获得成功的治疗。

然而，很多骨科医师选择手术而非手法治疗作为马蹄内翻足的最佳治疗方案，这归因于耗时漫长的错误手法和石膏治疗方法所带来的令人失望的治疗结果，并且这些治疗往往是由那些对马蹄内翻足的复杂性并不完全了解的助手来实施的。在纠正严重的旋后畸形时，使用强力做旋前而不是外展，这些手法操作导致高弓足加重和跗骨关节及中足发生严重变形，以致行进一步治疗时，无论是手法还是手术，都非常困难甚至是不可能。

先天性马蹄内翻足的生物学异常未得到深入的研究。很多治疗马蹄内翻足的骨科医师缺乏对其解剖和运动学特点，以及马蹄内翻足的肌腱、韧带、肌肉的病理学方面的理解，而理解这些知识对治疗该病十分重要。缺乏对这些知识的理解可导致治疗的重大失误。大多数已发表的有关马蹄内翻足的文献主要是讨论各种各样的外科干预方法，这些外科干预方法是基于这样的错误假设：早期矫正移位的骨骼成分可以使骨骼、关节、韧带、肌腱、关节囊和肌肉恢复正常的解剖结构；早期的 X 线表现和远期的功能有关；关节囊、韧带可以被剥离；肌腱可以通过无损伤的方式进行延长。这些错误观点会导致不良的矫治效果，使患者遭受很大痛苦，并出现许多医源性畸形。在马蹄内翻足会议上发表的文章（Simons，1994）中，有关于手术操作报告的评分，其中许多手术并未通过测试，有些手术是专门治疗医源性畸形的。已发表的有关马蹄内翻足手术并发症的文章证明，早期手术治疗马蹄内翻足的失败是悲剧性的。

手术即刻矫正马蹄内翻足多个畸形因素在解剖学上是不可能的。广泛剥离、松解关节囊、韧带和延长肌腱，而跗骨关节间并不匹配，为了将骨骼大致保持在合适的位置上，外科医师不得不用钢针贯穿固定，剥离关节囊和韧带，延长肌腱，这些操作导致关节破坏、僵硬、过度矫正或矫正不足及肌肉力量减弱。这些手术的长期功能结果尚未发表。根据我的经验，很多接受手术治疗的马蹄内翻足患儿的足部在十几岁以后会变得僵硬、疼痛。许多用于评估治疗效果的临床和影像学方法本质上具有主观性且往往不具有可重复性。而且，骨骼成熟之前的结果并不能预测远期的功能结果（Laaveg 和 Ponseti，1980；Cummings, et al., 1994；

Dobbs，2006）。

　　规范的骨科治疗可使大部分马蹄内翻足病例逐渐减轻甚至几乎完全消除畸形，而这需要基于对如下问题的正确理解：足的功能解剖；未成熟的软组织、软骨和骨骼对机械刺激方向的改变所做出的生物学反应。有不到 5% 的新生儿马蹄内翻足畸形严重，足短而宽，很难做牵伸，需要特殊关注这样的病例（见第 12 章）。所有马蹄内翻足患儿的家长都可以放心，通过专业的手法治疗，患儿可以获得有功能、能踏平、外观正常、不需要穿特殊的鞋且活动良好的足。

　　我于 1948 年提出的马蹄内翻足治疗方法（其指南详见第 7 章）内容概要如下。

　　（1）除了马蹄畸形最后纠正，马蹄内翻足其他所有畸形因素均应同时进行矫正。

　　（2）高弓畸形为前足相对于后足的旋前，足外展时通过前足旋后纠正高弓畸形，从而恢复前足和后足合适的对应关系。

　　（3）将整个足部置于旋后和跖屈位，在距骨下轻柔、逐渐外展，在这个过程中，为避免距骨在踝穴中发生旋转，可将拇指置于距骨头外侧、示指置于外踝后方施加对抗的力。

　　（4）整个足在距骨下最大外旋达到充分外展时，跟骨内翻和足的旋后即得到矫正。切勿试图将足做外翻。对于复杂型马蹄内翻足，要避免过度外展。

　　（5）这时通过足背伸就可以矫正马蹄畸形。可能需要跟腱经皮切断获得马蹄畸形的矫正。一般不需要行跟腱切开延长。

　　同样的准则适用于治疗伴有严重关节挛缩或脊髓脊膜膨出的僵硬型马蹄内翻足患儿，这些患儿的畸形矫正更难甚至不可能达到满意矫正。即使进行广泛的跗间关节松解，但仍会复发。然而，通过手法和石膏矫形可以获得部分畸形的矫正，如果足能踏平（尽管功能仍存在缺失），这样获得的矫正也是可以接受的。

参 考 文 献

Blumenfeld，I. Kaplan，M.，and Hicks，E. O.（1946）. The conservative treatment：for congenital talipes equinovarus. J. Bone Joint Surg.，28，765.

Brockman，F. P.（1930）. Congenital clubfoot. John Wright，Bristol，and Simpkin Marshall，London.

Cartlidge，I.（1984）. Observations on the epidemiology of club foot in Polynesian and Caucasian populations. J. Med. Genet.，21，290.

Chung，C. S.，Nemechek，R. W.，Larsen，I J. and Ching，G. H. S.（1969）. Genetic and epideminological study of clubfoot in Hawaii. Hum. Hered.，19，321.

Cowell，H. R. and Wein，B. K.（1980）. Genetic aspects of clubfoot. J. Bone Joint Surg.，62A，1381.

Cummings，RJ.，Hay，R. M.，McCluskey，W. P.，Mazur，J. M.，and Lovell. W. W.（1994）. Can clubfeet be evaluated accurately and reproducibly? In The clubfoot（ed. G. W. Simons）. Springer-Verlag，New York.

Dobbs，M. B.，Nunley，R. and Schoenecker，P. L.（2006）. Long-term follow-up of patients with clubfeet treated with extensive soft-tissue release. J. Bone Joint Surg.，88A，986.

Idelberger，K.（1939）. Die Ergebnisse der Zwillingsforschung beim angeborenen Klumpfuss. Verhandlungen dcr

Deutschen Orthopaedischen Gesellschaft，33，272.

Jones，R.（1923）. The treatment of clubfoot in the newly born. Lancet，1，713.

Kite，J. H.（1930）. Non-operative treatment of congenital clubfeet. Southern Med. J.，23，337.

Laaveg，S. J. and Ponseti，I. V.（1980）. Long term results of treatment of congenital clubfoot. J. Bone Joint Surg.，62A，23.

Le Noir J.（1966）. Congenital idiopathic talipes. Charles C. Thomas，Springfield. IL.

Ponseti，I. V. and Smoley. E. N.（1963）. Congenital club foot；The results of treatment. J. Bone Joint Surg.，45 A，261.

Rebbeck，T. K，Dietz，F. R，Murray. J. C. and Buetow. K. H.（1993）. A single gene explanation for the probability of having Idiopathic Talipes equinovarus. Am，J. Hum. Genet.，53，1051.

Simons，G. W.（cd.）（1994）. The clubfoot. Springer-Verlag，New York.

Steindler，A（1955）. Kinesiology of the human body. Charles C. Thomas，Springfield. IL.

Steindler，A（1950）. Post-graduate lectures on orthopaedic diagnosis and indications. Charles C. Thomas，Springfield. IL.

Van Langelaan，E. J.（1983）. A kinematical analysis of the tarsal joints. Acta Orthop. Scand.，54（Suppl. 204），135.

Wynne-Davies，R.（1964a）. Family studies and cause of congenital clubfoot. J. Bone Joint Surg.，46B，445.

Wynne-Davies，R.（1964b）. Talipes equinovarus. A review of eighty-four cases after completion of treatment. J. Bone Joint Surg.，46B，464.

Yamamoto，H.（1979）. A clinical，genetic and epidemiological study of congenital clubfoot，Jpn J. Hum. Genet.，24，37.

Yang，H.，Chung. C. S. and Nemechek，R. W.（1987）. A genetic analysis of clubfoot in Hawaii. Genet. Epidemiol.，4，299.

第 2 章 病 理 解 剖

    Antonio Scarpa 于 1803 年在他的 *Memoria Chirurgica Sui Piedi Torti Congeniti* 一书中详细描述了有关先天性马蹄内翻足异常解剖的发现。他指出，舟骨、骰骨和跟骨均相对距骨发生内移和内倾（沿短轴旋转）。他认为，足和小腿的肌肉、肌腱和韧带的异常均继发于骨骼畸形。

    William Adams 在其 1866 年首次出版的 *Club-foot，Its Causes，Pathology and Treatment* 一书中描述了在 30 例马蹄内翻足患者研究中的发现，将马蹄内翻足的主要畸形归结为距骨头、颈向内侧、跖侧偏斜，该异常是"跟骨和舟骨位置发生改变后的适应，属于畸形的结果而非原因"。

    这些经典著作问世之后，又出现了许多研究马蹄内翻足异常解剖的文献。大约 40 篇科学性可靠的文献是基于胎儿、未治疗的死胎或死婴的马蹄内翻足开展的解剖学研究（Bissell，1888；Virchow，1933；Bechtol 和 Mossman，1950；Irani 和 Sherman，1963；Schlicht，1963；Settle，1963；Hjelmstedt 和 Sahlstedt，1974；Howard 和 Benson，1993）。其他许多文献以马蹄内翻足手术过程中偶然进行的解剖观察为基础，结果往往不可信甚至产生误导。

    通过研究不同孕龄的胎儿和新生儿，可以更好地了解马蹄内翻足的解剖解构。自 1947 年以来，我和 Ernesto Ippolito 医师已经研究了 12 例胎儿马蹄内翻足和 4 例胎儿正常足的系列组织切片，这些标本来自 4 例双足畸形和 4 例单足畸形的胎儿，所有胎儿都在孕龄 16～24 周时流产。在这些研究中，我们解剖了 3 例源于死胎的马蹄内翻足及 3 例源于 2 例生后即死亡的足月产新生儿马蹄内翻足，2 例足月产的新生儿有 1 例为双足畸形，另 1 例为单足畸形。

    对所有胎儿均做了全面尸检，其中 3 例检查了中枢神经系统，没有发现马蹄内翻足之外的其他畸形。所有胎儿均没有羊水过少现象。1 例胎儿行脊髓系列切片组织学检查，结果正常。4 例双侧马蹄内翻足的小腿从膝关节离断，其他胎儿的小腿从膝、踝关节中间截断。胎儿的正常足和马蹄内翻足大致沿矢状面、冠状面和横断面进行组织切片。由于马蹄内翻足在三个平面发生畸形，往往不可能获得绝对一致的切面用于比较正常足和马蹄内翻足。

    对 3 例 17～20 周孕龄胎儿的马蹄内翻足做小腿和踝穴的冠状面切片。所得标本在甲醛中固定、脱钙并包埋。进行一系列切片染色，部分采用苏木精-伊红（H-E）染色，部分采用阿辛蓝（Alcian Blue）、过碘酸希夫（PAS）、苏木紫染色，其他采用马森（Masson）三色染色。在全面研究所有切面、对足的空间排列结构获得清晰的理解之后，再去描述每一切面观察到的马蹄内翻足和正常足的形态学特点。在正常肢体和马蹄内翻足肢体的三色染色切片中比较了小腿中部与下 1/3 切面的肌肉和肌纤维的尺寸，以及肌肉、筋膜和肌腱中结缔组织的数量，对任何不同之处都进行了评估。

对两例足月产新生儿也进行了尸检，一例死于产后窒息，为单侧马蹄内翻足；另一例是双侧马蹄内翻足，生后 3 天死于先天性心脏缺陷。骨骼肌肉系统和中枢神经系统没有其他异常。对马蹄内翻足和正常足都进行了解剖，并对骨骼、关节、肌肉、肌腱和韧带进行了仔细研究。

一例 17 周龄的胎儿，在母亲因车祸死亡时纳入研究。该案例为双侧马蹄内翻足，右侧轻、左侧重（图 2-1）。沿踝关节冠状面对双足和双小腿做系列切片。由于双足旋后、内收畸形，足的中部和前部的切面非常倾斜。

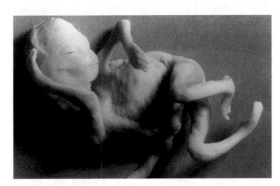

图 2-1　90mm（头顶至臀部）男性（17 周龄胎儿）的双侧马蹄内翻足。右侧轻，左侧重，受胫骨后肌的牵拉固定在旋后位

左足舟骨向内侧移位、内倾，舟骨结节十分贴近内踝（图 2-2B）。舟骨呈楔形，因而其外侧和跖侧面变窄。距骨和跟骨之间的三个关节面发育相当好。胫后肌腱粗大，腱鞘增厚（图 2-2F）。胫舟韧带和跟舟韧带非常厚且短，富含细胞成分（图 2-2D）。三角韧带深层增厚，看起来像被牵拉嵌入内踝和距骨之间的关节间隙内（图 2-2D）。跗骨窦中的距跟骨间韧带由几乎没有细胞成分的、纤细的胶原纤维组成。

右足舟骨形态接近正常，内移较左侧舟骨轻（图 2-2A）。足跟移位至内翻位，全足呈旋后位（图 2-2A、图 2-2C 和图 2-2E）。除胫后肌腱止点处很粗之外，所有肌腱和腱鞘的尺寸基本正常（图 2-2E）。胫舟韧带和跟舟韧带变厚，但是其他韧带的厚度和长度基本正常（图 2-2C）。三角韧带深层嵌入内踝和距骨之间（图 2-2C 和图 2-2E）。

双足跟骨和舟骨之间是致密的纤维组织，类似跟舟纤维连接（图 2-2A 和图 2-2B）。

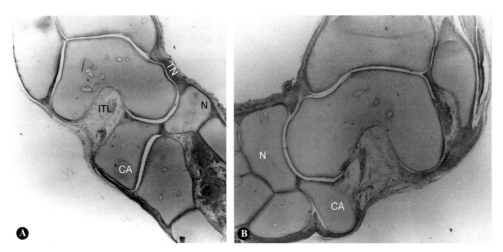

图 2-2A 和图 2-2B 图 2-1 中胎儿的马蹄内翻足经内外踝冠状面切片。右足（图 A）轻度旋后和内收，该平面的胫舟韧带（TN）略有增厚（H-E 染色，×9）。左足（图 B）重度旋后和内收，TN 短而厚，舟骨（N）外侧轻微楔形变（H-E 染色，×10）。双足舟骨和跟骨前突之间是致密的纤维组织，可能是跟舟连接的胎儿时期

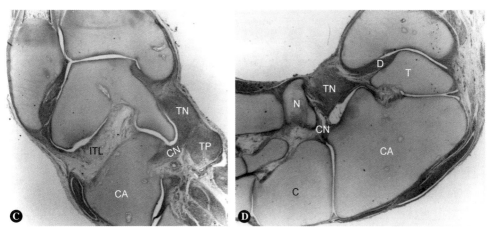

图 2-2C 和图 2-2D 沿图 2-2A 和图 2-2B 所示的平面向后切，双足三角韧带的深层看起来被嵌入到距骨和内踝之间。左侧（图 D）胫舟韧带（TN）非常厚且较右侧（图 C）短，与较短的跟舟跖侧韧带（CN）融为一体。右足（图 C）胫后肌腱（TP）很粗。距跟骨间韧带（IL）薄且稀疏（H-E 染色，×10）

ITL，距跟骨间韧带；CA，跟骨；C，骰骨；D，三角韧带；T，距骨

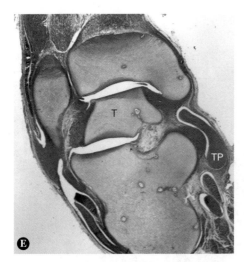

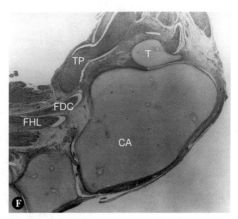

图 2-2E　沿图 2-2C 所示的右足平面向后切，距跟关节发育良好。三角韧带深层非常厚，似乎已经嵌入到内踝和距骨（T）之间。胫后肌腱（TP）较大（马森三色染色，×10）

图 2-2F　沿图 2-2D 所示平面向后切，足处于极度内翻位，在该切面距骨（T）仅能显示后结节，而跟骨（CA）可以切到全长。胫后肌腱（TP）比屈趾总腱（FDC）和踇长屈肌腱（FHL）粗很多，后者粗细接近正常（H-E 染色，×10）

　　所有马蹄内翻足的距骨都处于严重跖屈位，距骨体变小且变形，滑车高度通常降低。有些病例的滑车前部增宽，有些则与后部宽度一致。仅滑车的后部与踝穴构成关节，前部被拉长、变薄的踝关节前方的关节囊覆盖。严重病例中，胫腓骨下端后方关节面与跟骨后结节的上部相接触（图 2-3A 和图 2-3B）。因此，距骨体后部虽在关节内却没有关节软骨覆盖。严重的情况下，距骨在踝穴内轻度内倾。距骨颈转向内侧和跖侧。距骨头呈楔形变。距骨头有两个面：前外侧面未被移位的舟骨覆盖，只是被拉长的关节囊和皮肤覆盖；前内侧面延伸至距骨颈的内侧面，与舟骨构成关节（图 2-4B）。

　　舟骨整体变扁或外侧楔形变，明显向内侧移位、内收、内倾。内侧结节增大且非常贴近内踝，内侧结节增宽以适应增粗的胫后肌腱附丽。胫后肌腱在第一楔骨跖侧面的止点也很宽（图 2-4）*。

---

　　* 为使图文顺排，将原稿中图 2-4～2-7 的序号做了调整，原稿 2-4 改为 2-6，2-5 改为 2-7。

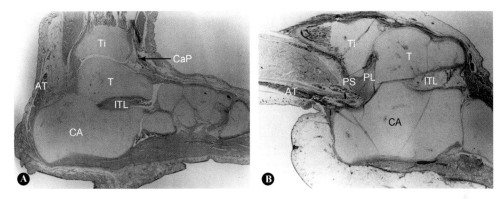

图 2-3 20 周龄胎儿的正常右足（图 A）和 19 周龄胎儿的右侧马蹄内翻足（图 B），沿踝关节正中矢状面切片

Ti，胫骨；AT，跟腱；T，距骨；CA，跟骨；ITL，距跟骨间韧带；CaP，踝关节前方关节囊；PL，距跟后韧带；PS，下胫腓连接后方韧带

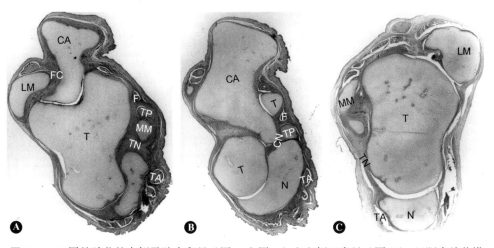

图 2-4 16 周龄胎儿的右侧马蹄内翻足（图 A 和图 B）和左侧正常足（图 C），经距舟关节横断面切片。图 A 和图 C 是经双下肢内踝顶点的切面。在马蹄内翻足（图 A），切面通过距骨（T）和跟骨（CA），但在正常足（图 C），切面仅通过距骨，位于跟骨的近侧。图 B 的切面更靠远侧，经过马蹄内翻足的外踝（LM）顶点

马蹄内翻足（图 A）的舟骨（N）向内侧半脱位，距骨结节贴近内踝。距舟关节囊（C）的外侧部分拉长，胫舟韧带（TN）非常厚且短。胫后肌腱（TP）粗大，在舟骨结节的附丽处很宽，该部位含有透明软骨区（图 B）。胫后肌腱的腱鞘增厚，跟舟跖侧韧带（CN）变短。跟腓韧带（FC）也增厚、变短。双足距骨体和距骨头血管滋养孔的数量和分布类似。舟骨拉长，其外侧部分变扁。胫前肌腱（TA）向内侧移位（H-E 染色，×10）。CN，跟舟跖侧韧带；F，屈趾肌腱；MM，内踝

与之相应，跟骨体严重跖屈，轻度向内侧弯。部分病例跟骨长度正常，部分病例则较正常对照侧跟骨变长。位于距骨下方的跟骨内收、内倾，与正常足不同，跟骨前结节的大部分位于距骨头下方而非外侧。距骨和跟骨的长轴平行。跟骨前

方的骰骨也向内移位且内倾。只有跟骨前结节的内侧面和骰骨组成关节（图2-5）。

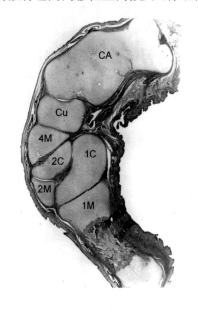

图 2-5　16 周龄胎儿的右侧马蹄内翻足，经跟骰关节横断面切片。骰骨（Cu）相对于跟骨（CA）向内侧半脱位，呈现弯曲，因而内侧形成凹面。骰骨前方是第四跖骨（4M）基底部，内侧是第二楔骨（2C）和第一楔骨（1C）。第一跖骨（1M）和第二跖骨（2M）基底部分别在第一楔骨和第二楔骨前方。第一跖骨与第一楔骨构成关节。趾长屈肌腱和𧿹长屈肌腱位于骰骨内侧（H-E 染色，×6）

图 2-3B 中的胫骨（Ti）仅与距骨（T）滑车的最后方构成关节。距腓后韧带和距跟后韧带（PL）被向前拉至距骨，未参与构成关节的后面和胫骨下方关节面之间，与下胫腓韧带连接后韧带融为一体。跟腱（AT）紧张，于跟骨后结节呈三角形附丽（I）。位于跗骨窦内的距跟骨间韧带（ITL）薄且疏松。双足距骨血管滋养孔的数量和分布类似。跟骨后方和下方是由疏松结缔组织构成的肥厚的足跟垫（H-E 染色，×7）。

楔骨和跖骨均处于内收位，但是形态正常。骨性结构相互关系的改变程度由轻到重，有些切面看起来要比另一些更好。

距跟关节严重异常。前方的关节狭小或缺失，中部的关节尺寸有改变。有些足的距跟中部关节仅覆盖载距突很小一部分（图 2-6）。有些足的距跟中部关节变大，其中一足与后方关节相延续。有些病例的后方关节在矢状面上变短，在前方切面上呈水平位，而另一些病例则向外倾斜。最严重的病例，其后方关节仅延伸至距骨下关节面的中点，与之相对应的是跟骨上面的中部。这些表面的外侧部分不参与构成关节，即便在胎儿早期也没有关节软骨覆盖。与之相似，有一例患儿的距骨滑车仅在其后内侧部分有关节软骨。与之相反，大多数半脱位的关节不参与构成关节的区域，其关节软骨的形态学和组织化学正常。

血运丰富的疏松结缔组织填满了非关节面之间的缝隙。我们观察到关节囊和关节面之间没有粘连。然而，在解剖大龄胎儿和新生儿的马蹄内翻足时，有报道发现关节囊纤维化和粘连，以及非关节软骨的骨化（Hjelmstedt 和 Sahlstedt，1974）。

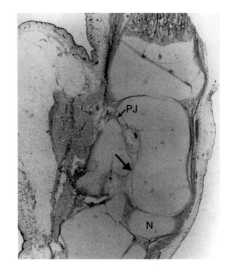

图 2-6 19 周龄胎儿的右侧马蹄内翻足，经踝关节和距下关节中后部矢状面切片。后距下关节（PJ）非常小，距下关节中部（粗箭头）有一些疏松结缔组织，没有关节囊

该切面可以看到舟骨（N）的最外侧。踝关节后方是由疏松结缔组织构成的肥厚的足跟垫（H-E 染色，×7）

在踝关节，胫前肌、趾长伸肌和跗长伸肌的肌腱严重内移（图 2-7）。胫后肌腱粗大，进一步增粗一直到远端附丽处。下胫腓连接的所有韧带都很厚。后韧带经常形成一个纤维团块，与距腓后韧带和距跟后韧带融为一体（图 2-7）。三角韧带深层的纤维组织位于内踝邻面和距骨内侧关节突之间（Hjelmstedt 和 Sahlstedt，1974）。

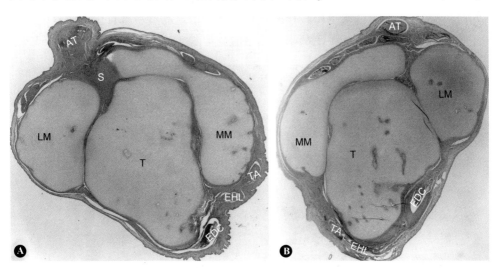

图 2-7 16 周龄胎儿的右侧马蹄内翻足（图 A）和左侧正常足（图 B），经距骨体（T）和距骨颈横断面切片，两侧选同样的切面做对比。双足比较显示，马蹄内翻足有以下改变：距骨体小且畸形，距骨颈向内侧弯曲；胫前肌（TA）、跗长伸肌（EHL）、趾长伸肌（EDC）的肌腱明显内移；三角韧带深层嵌入距骨内侧关节突和内踝（MM）之间；下胫腓连接（S）韧带非常厚。跟腱（AT）在该水平增粗、肥大（H-E 染色，×4.25）

LM，外踝

在我们的标本中,受累关节的部分韧带和关节囊似乎已经适应关节位置的改变,因为这些韧带被折叠或拉伸,而其他韧带则明显短缩和增厚。距跟内侧韧带显著增厚。所有受检马蹄内翻足的三角韧带前部和距跟跖侧韧带均变短、变粗。很多病例中,这些组织结构发生变形且与毗邻的腱鞘融为一体。胫距后韧带、距腓后韧带和跟腓后韧带也都厚而短,往往和大量的纤维组织融为一体。最严重的病例中,踝关节后方的韧带被拉进关节内,其在距骨上的附丽被胫骨的关节面覆盖(图 2-3B)。

跗骨窦中的距跟骨间韧带发育不良,经常是由一些结缔组织束构成。这些改变即使在年龄偏大的标本中也能看到。分歧韧带拉长、变薄。跟骰韧带和舟楔韧带正常或轻度增厚,前足和足趾的韧带厚度正常。只有 3 例胎儿的跖腱膜肥厚。

在对 6 例新生儿马蹄内翻足的研究中观察到的形态学改变与胎儿期观察到的类似。虽然距骨重度跖屈,距骨颈向内向下弯曲,但仍能很好地与踝穴匹配。畸形最明显的是舟骨,严重内移、内倾,与楔形变的距骨头的内侧面构成关节。舟骨结节几乎碰到内踝顶点。舟骨内倾的原因可能是三角韧带和弹簧韧带的牵拉,以及附丽于舟骨结节和第一楔骨下方、其纤维组织向其他楔骨和骰骨延伸的、短缩的胫后肌腱的牵拉。内倾角度各不相同,较轻的为 40°,较重的达 80°。因此,距骨位置可从正常足的水平位改变至重度马蹄内翻足的近乎垂直位。所有内侧跗骨间韧带和胫后肌腱及其腱鞘都明显增厚增宽(图 2-8A~C)。

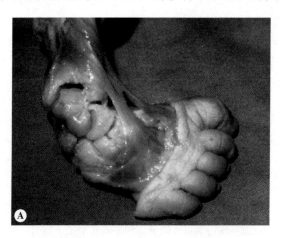

图 2-8A 3 天龄婴儿的马蹄内翻足。舟骨向内侧移位,仅与距骨头内侧面构成关节。楔骨位于舟骨的右侧,骰骨在舟骨下方。跟骰关节指向内后方。跟骨前 2/3 位于距骨下方。胫前肌、踇长伸肌和趾长伸肌的肌腱均移向内侧

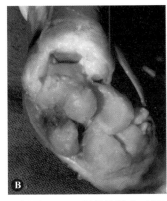 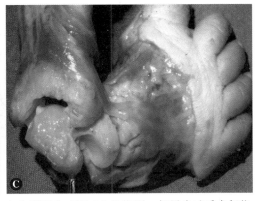

图 2-8B 和图 2-8C　跟骨前结节（图 B）和距骨头（图 C）呈楔形，如果尝试手术复位，它们不能与骰骨和舟骨的关节面相匹配

　　位于距骨下方的跟骨呈内收位。距下关节外侧间隙及跗骨窦的大开口被纤维组织充填。就像在胎儿中看到的一样，距跟后关节变小，尽管其后方几乎是水平的，但前方却向外侧倾斜。距跟内侧关节变小，前方关节缺失。Howard 和 Benson（1993）在新生儿马蹄内翻足观察到跟骨的内侧面是垂直的，因此随着跟骨内倾，距下关节处于矢状面方向而不是冠状面方向。在我们研究的婴儿中，骰骨（图 2-8B）呈内收、内倾位，位于已呈楔形变的跟骨前方关节面的前方。楔骨和跖骨呈内收位，但是形态正常。然而，有些病例的第一楔骨的前方关节面向内侧倾斜。就像在胎儿中所见的一样，胫骨前肌、姆长伸肌、趾长伸肌均向内侧移位至内踝前方。

　　跟骨内倾和内收构成足跟内翻畸形。足跟内翻，加上舟骨和骰骨内收及内倾，会构成马蹄内翻足的旋后畸形。位于严重内移的距骨和骰骨前方的前足骨性结构呈内收位。第一跖骨较其外侧的跖骨更加屈曲，这就造成了高弓足。跖长韧带无肥大或轻微肥大。

参 考 文 献

Adams，W.（1973）. Club-foot. Its causes pathology and treatment，（2nd edn），Lindsay & Blakiston，Philadelphia.

Bechtol，C.O. and Mossman，H.W. （1950）. Club-foot. An embryological study of associated muscle abnormalities. J. Bone Joint Surg.，32A，827.

Bissell，J.B.（1888）. The morbid anatomy of congenital talipes equinovarus. Arch. Pediatr.，5，406.

Hjelmstedt，A. and Sahlstedt，B.（1974）. Talar deformity in congenital clubfeet. An anatomical and functional study with special reference to the ankle joint mobility. Acta Orthop. Scand.，45，628.

Howard，C.B. and Benson，M.K.D.（1993）. Clubfoot：Its pathological anatomy. J. Pediat. Orthop.，13，654.

Irani，R.N. and Sherman，M.S.（1963）. The pathological anatomy of clubfoot. J. Bone Joint Surg.，45A，45.

Scarpa，A.（1803）. Memoria chirurgica sui piedi torti congeniti dei fanciu e sulla maniera di corriggere questa deformita. Pavia.

Schlicht，D.（1963）. The pathological anatomy of talipes equinovarus. Aust. N.Z. J. Surg.，33，1.

Settle，G.W.（1963）. The anatomy of congenital talipes equinovarus：Sixteen dissected specimens. J. Bone Joint Surg.，45A，1341.

Virchow，H.（1933）. Klumpfusse nach Form Zusammengesetzt. Arch. Orthop. Unfallchir.，33，324.

第3章　小腿和足的肌肉、肌腱及韧带的结构性改变

3.1　肌肉

先天性马蹄内翻足的小腿三头肌和胫骨后肌的肌肉–肌腱单元较正常足短小（图 3-1）。我们检查了重度马蹄内翻足的胎儿和新生儿，发现患侧小腿前群肌肉和后群肌肉周径较健侧小。肌肉大小与畸形严重程度呈负相关。所有马蹄内翻足病例，虽然肌肉周径有些小，但在光学显微镜下肌纤维看起来还是正常的，但细胞间结缔组织略微增多。在小腿三头肌、胫骨后肌和屈趾总肌，肌纤维和结缔组织的比例最低。马蹄内翻足侧的腓骨肌大小与正常侧相比，无明显差异。马蹄内翻足侧小腿深筋膜和浅筋膜较健侧增厚。在小腿远段，来自深层筋膜的结缔组织纤维束延伸进入肌肉中。在轻、中度马蹄内翻足病例中，以上变异程度较小（图 3-2，图 3-3）。

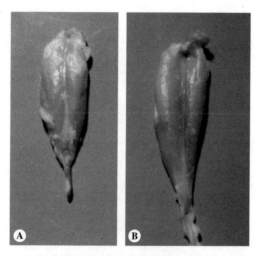

图 3-1　腓肠肌，来源于 6 月龄患单侧马蹄内翻足的早产儿。患侧小腿肌肉（图 A）较健侧（图 B）小

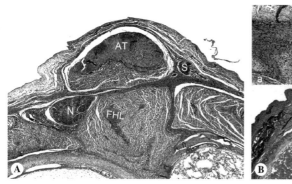
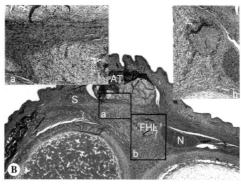

图 3-2　16 周龄胎儿胫骨远端干骺端水平横断切面，左侧正常足（图 A，马森三色染色，×90），右侧马蹄内翻足（图 B，马森三色染色，×60）。马蹄内翻足小腿三头肌和深层肌肉之间的筋膜明显增厚且向肌肉中延伸，如图 B 中 a（×180）所示。在这个层面，马蹄内翻足侧仅可见到跟腱组织，而正常侧可见大量小腿三头肌的肌纤维。马蹄内翻足小腿浅层筋膜也增厚，并融入皮下组织。在图 B 中 b（×120）可见踇长屈肌中的束状纤维组织

AT，跟腱；FHL，踇长屈肌腱；N，胫后神经；S，腓肠神经

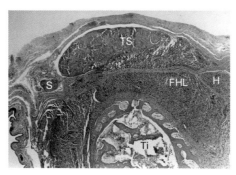

图 3-3　马蹄内翻足侧的小腿横断切面，切面位于图 3-2B 切面上方大约 3mm 水平，与图 3-2B 切面水平相比，小腿三头肌和踇长屈肌内有更多的肌纤维。深筋膜变厚，但向肌肉内发出的纤维束更少（H-E 染色，×150）

TS，小腿三头肌；Ti，胫骨；H，胫后神经；S，腓肠神经；FHL，踇长屈肌腱

　　应用组织化学技术，一些学者发现马蹄内翻足儿童的后、内侧肌群以 I 型肌纤维成分为主（Isaacs，et al.，1977；Mellerowicz，et al.，1994）。电子显微镜研究显示，成角的纤维（译者注：原文为 angular fibers）萎缩和肌原纤维缺失。这些发现提示存在局灶性神经功能异常（Handelsman 和 Badalamante，1981；Handelsman 和 Glasser，1994）。Goldner 和 Fitch（1991）在一些马蹄内翻足病例的踇展肌中观察到了神经源性肌萎缩征象。

　　为了进一步研究马蹄内翻足病例小腿肌肉的病理特点，我在 4 例特发性马蹄内翻足患者的腓肠肌中段做了肌肉活检。这些活检是将两把止血钳分别焊接到

1.5cm 长钢条两端来进行。以 20 例年龄匹配儿童的肌肉活检作为对照。患儿在接受畸形矫正手术时年龄在 1 岁半至 10 岁,其中 3 例是单侧,1 例是双侧。这些患儿在出生后第一个月内就接受了手法矫正和石膏固定。我和 Maynard 博士在光镜和电子显微镜下对肌肉组织进行研究。Ionasescu 博士研究了肌肉核糖体胶原蛋白和非胶原蛋白的体外合成。表 3-1 中列出了这 4 例患者的临床、电子显微镜和生化研究结果之间的关系。

光学显微镜研究标本经甲醛固定、石蜡包埋及天狼星红(Sirius Red)、Mallory三色和苏木精-伊红染色。切面显示骨骼肌纤维大小没有过多随机的变化。内膜结缔组织在病例 1 中显示增生,在病例 2 中为轻度增生,而在病例 3 和 4 中显示正常。未见细胞间质或血管周围炎性细胞浸润。未见中心核、线状体或糖原贮备存在。

用于电子显微镜研究的组织经戊二醛浸泡、环氧树脂 812 包埋后做切片,并经乙酸双氧铀和柠檬酸铅染色(表 3-1)。

表 3-1 临床、电子显微镜和生化研究结果之间的关系

编号	患者年龄(岁)	畸形严重程度	电子显微镜下胶原蛋白评估	整个多聚核糖体的体外蛋白合成量	
				胶原蛋白	非胶原蛋白
1	1.5	右:重	增加	高	低
		左:中	正常	高	高
2	5	左:中	轻度增加	高	轻度增加
3	7	左:轻	正常	正常	低
4	10	左:重	正常	正常	—

注:Ionasescu 等(1974)发表的论文误将笔者活检的一个病例包含其中。该例是一位智力发育迟缓合并双侧中度马蹄内翻足畸形的 3 岁男孩,其腓肠肌内表现为多种肌病性的改变,如髓鞘样结构、肌丝缺失、中心核、Z线扩散及广泛的纤维化。退变的肌纤维随机散在于正常肌纤维中。该患儿是由近亲结婚所生,出生时即有脑损伤,经活检被诊断为合并重度精神运动障碍。如上述原因,该例不是特发性马蹄内翻足,所以未纳入本书中。

在一位 1.5 岁患儿的右侧腓肠肌中,明显可见大量细胞间结缔组织(图 3-4),而 5 岁患儿只是轻度增加,7 岁和 10 岁患儿细胞间胶原蛋白量正常。

在 1.5 岁和 5 岁患儿肌肉中,肌肉多聚核糖体中的胶原蛋白体外合成增加,而在另外两名年龄较大的患儿中其合成正常。1.5 岁患儿右侧重度马蹄内翻足,非胶原蛋白合成减少,该患儿左侧中度马蹄内翻足,非胶原蛋白合成增加;而 5 岁的那位马蹄内翻足患儿仅有轻度增加。在两名年龄较大的患儿中,多聚核糖体的胶原蛋白合成正常[Ionasescu 等(1970)报告了肌肉提取的准备及核糖体蛋白合成的评估流程]。

马蹄内翻足畸形的严重程度可能和腓肠肌蛋白合成模式有关。这在该 1.5 岁双侧马蹄内翻足病例中得到很好的体现。在该患儿左侧中度马蹄内翻足，腓肠肌中胶原蛋白和非胶原蛋白合成量都高，而在重度畸形的右侧足，腓肠肌中胶原蛋白合成量高，非胶原蛋白合成量低。

7 岁和 10 岁马蹄内翻足患儿，细胞间胶原蛋白含量正常，体外核糖体中胶原蛋白和非胶原蛋白合成正常，这与临床上普遍观察到的 6、7 岁之后马蹄内翻足畸形不再复发具有相关性。

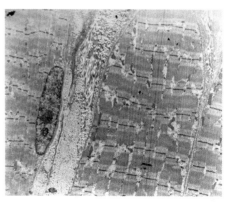

图 3-4　1.5 岁患儿，重度马蹄内翻足畸形，患侧腓肠肌的胶原原纤维（电子显微镜下，×6000）

有关胎儿肌球蛋白的突变，在 Freeman-Sheldon 和 Sheldon-Hall 综合征合并远侧关节挛缩的患者已有报道（Toydemir, et al., 2006）。这些患儿表现为重度马蹄内翻足畸形合并手的屈指尺偏畸形，推测是由肢体远端肌肉肌节功能紊乱所致。胎儿肌球蛋白早期发生局部结构变化，并且出生后当新的、正常的肌球蛋白取代胎儿肌球蛋白时，其表达迅速下降。Toydemir 等认为先天性马蹄内翻足是一种单纯的先天性肌肉挛缩。因此，足部屈肌（主要是胫骨后肌和腓肠肌–比目鱼肌）胎儿肌节的缺失可能是先天性马蹄内翻足的病因所在。前文描述的小腿和足的纤维化是同时发生的。在出生后最初的几个月内，正常肌球蛋白逐渐取代有缺陷的胎儿肌球蛋白。

3.2　肌腱

胎儿和新生儿的胫后肌腱远端部分增大了 2～3 倍，且腱鞘增厚并与足内侧的韧带融为一体。一例马蹄内翻足患儿的跟腱稍微向内止于后方跟骨结节，除此之外，我们在所研究的胎儿和新生儿中未发现任何肌腱止点异常。然而，一例 14 月龄单侧马蹄内翻足患儿，胫前肌腱和胫后肌腱之间由位于内踝下方的宽大肌腱束带所连接，这是极为罕见的胚胎异常，所以只有切断该肌腱束带后，马蹄内翻足畸形才能得以矫正（图 3-5）。

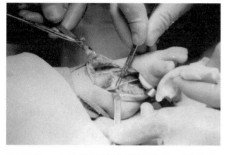

图 3-5　14 月龄马蹄内翻足患儿，腱性束带增宽，从胫前肌腱延伸到胫后肌腱

正常的脊椎动物中，肌腱由以 I 型胶原纤维为主的长纤维束组成。Ippolito、Cetta、Tenni 和其他意大利研究人员已对兔子成熟期和衰老期跟腱的形态学和生化改变进行了详细研究（Ippolito, et al., 1980；Cetta, et al., 1982）。在新西兰白兔的跟腱中，胶原含量随着年龄增加而增加，从胎儿晚期（受精后 27 天）的18%（净重）增加到出生时的 37%，再到 2 月龄时的 70%，到 4 岁时增加为 85%。胶原原纤维的平均直径随着年龄增长而增加，而结构性糖蛋白和含半乳糖胺的糖胺聚糖浓度快速下降。在宫外生活的超早期，对于人手屈肌腱已有报道发现相同现象（Yuasa, 1969）。

新生兔子的跟腱中含有大量球形、细长形或梭形的细胞，称为成肌腱细胞，其以长链样排列于胶原纤维束之间。这些细胞有发育良好的粗面内质网和合成功能活跃的高尔基体。其外周细胞质中的囊泡和类肌动蛋白丝有关。无髓鞘神经与成肌腱细胞有接触。胶原纤维束主要由直径大约 370 埃（1 埃=0.1nm）的胶原纤维组成，其中一些弹性纤维与肌腱细胞紧邻。毛细血管则常常走行于细胞链之间。

在 2 月龄的兔子中，细胞和细胞外基质比例下降，所有成肌腱细胞均呈梭形，且很长。细胞核与细胞质比例增加。胶原基质增加，较粗大弹性纤维的数目增多（图 3-6）。

在 4 岁龄兔子的跟腱中，细胞数量减少很多。胶原束直径明显增加，而弹性纤维和毛细血管数量减少。Ippolito 等（1980）用特定抗体对各年龄兔子肌腱细胞的肌动蛋白和肌球蛋白进行检测，发现成肌腱细胞胞质中薄和厚的纤维丝大小与肌动、肌球蛋白的纤维丝大小一致。其他作者（Becker, 1972；Handelsman 和 Badalamante, 1981；Zimny, et al., 1985）的研究表明，成纤维细胞中肌动球蛋白丝的形态学特点与平滑肌细胞类似。Ippolito 等推测，成肌腱细胞中的收缩蛋白可能作用于弹性纤维，这些弹性纤维与细胞浆膜密切接触，从而增加肌腱张力，甚至使无力的肌肉增强收缩能力。在组织学上，儿童的跟腱结构和兔子类似。

虽然兔子肌腱中的胶原在出生后前两个月内增加较多，但之后的增加率不超过 15%。随着年龄增长，弹性纤维数量显著减少。人类也存在这一现象（Yuasa, 1969）。然而，在各个年龄段，弹性纤维均与肌腱细胞相邻，后者含有肌动球蛋白丝。无髓鞘神经与成肌腱细胞联系密切，这在肌腱的收缩和舒张中起重要作用。据 Ippolito 等报道，因肌腱细胞之间存在大量连接，刺激信号通过细胞间突起进行传递，几条神经便可兴奋整个肌腱（Ippolito, et al., 1980）。

肌腱是一种黏弹性物质。制动时，肌腱会丢失大量水分，糖胺聚糖浓度和肌腱强度降低。而运动时，胶原纤维的大小、强度和硬度则随之增加（Tipton, et al., 1967, 1975；Gabbiani, et al., 1973；Gelberman, et al., 1988；Woo, et al., 1980, 1981）。

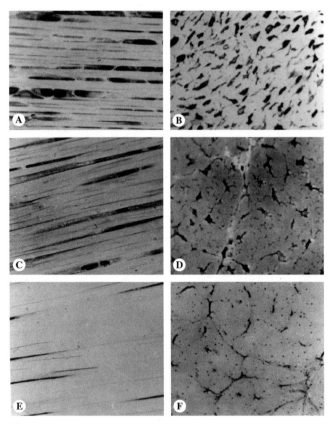

图 3-6　新生兔子的肌腱：A. 纵切面提示不同形状和大小的成肌腱细胞按照长条状平行排列；B. 横切面提示多个细胞质突起相互连接并包绕一级肌腱束。年幼兔子的肌腱：C. 纵切面提示成肌腱细胞在每排中数量减少，同时呈更均一的梭形；D. 横切面提示细胞与基质比率减少，细胞质突起更长、更纤细。老年兔子的肌腱：E. 纵切面提示超细长的成肌腱细胞，每个细胞里主要由长、细的细胞核占据；F. 横切面提示细胞与基质比率进一步减少，且细胞质突起远离细胞体（甲苯胺蓝，×500）（经作者同意，引自 Ippolito et al., 1980）

Kiplesund 等（1983）采用光镜和电镜观察，在先天性马蹄内翻足患儿的胫后肌腱中未发现胶原原纤维、成纤维细胞、毛细血管内皮和腱周组织成分的结构性变化。

3.3　韧带

正常足的韧带为黏弹性纤维结缔组织，连接足部诸骨并维持关节灵活而稳定。跗间关节的功能特别容易受到相邻跗骨间及跗骨周围韧带的影响。韧带和关节囊作为运动反射弧的信号源而起作用。"已明确，韧带含有参与运动控制的机械感受器"（Brand，1989，1992）。马蹄内翻足踝关节和跗间关节后、内侧的韧带非常厚且结实，牢牢地把足限制于马蹄位、舟骨和跟骨内收和内倾位。

所有韧带由多条胶原原纤维束组成，胶原原纤维在显微镜下呈现波浪样，称为"波纹"。当韧带受到牵拉时，该"波纹"消失。90%的胶原蛋白属于Ⅰ型，Ⅲ型不到10%。韧带中含有非常少量的肌动蛋白和纤维连接蛋白。大鼠韧带在胚胎期细胞丰富，成年期成纤维细胞变得不那么丰富。胚胎末期弹性纤维数量变少。人类的距侧跟舟韧带中含有丰富的弹性纤维。蛋白聚糖和糖蛋白的含量小于韧带总净重的1%（Frank，et al.，1988）。

关节的制动导致韧带及骨-韧带连接处硬度和强度下降。这种下降与胶原蛋白的合成、降解增加有关，也与糖胺聚糖减少有关（Akeson，1961；Akeson，et al.，1977）。Woo及其同事（Woo，et al.，1975，1987）也提到了关节制动时韧带基质的软化效应。该研究和其他研究表明，由于制动引起骨膜下骨吸收，对附丽部位的骨膜类型产生了明显影响，从而导致韧带止点撕脱增加（Jack，1950；Laros，et al.，1971；Woo，et al.，1983）。

Tipton和James（1970）观察发现，受过训练的动物做耐力练习后，韧带胶原纤维束直径变大、胶原蛋白含量增高。

胎儿和新生儿马蹄内翻足，下胫腓连接韧带、胫距、距下和跟距舟关节的后内侧韧带，胫后肌腱及腱鞘中胶原纤维和细胞成分增多（Ippolito 和 Ponseti，1980）。胫舟和跟舟韧带，以及胫后肌腱和腱鞘形成一富含细胞成分的巨大纤维组织团块，其中包含厚而方向排列不规则的胶原纤维束。部分细胞呈细长形，如成纤维细胞和纤维细胞，其他细胞的细胞核呈球形（图3-7和图3-8）。相反，距跟骨间韧带则由薄而松散的胶原纤维束组成（图3-9）。Zimny等（1985）采用电子显微镜对马蹄内翻足患儿研究发现，马蹄内翻足内侧韧带中可见含有胞质微丝的成纤维细胞、肌成纤维细胞样细胞和肥大细胞。肌成纤维细胞包含收缩蛋白、肌动蛋白和肌球蛋白，使它们产生收缩的刺激可能来源于肥大细胞。足的外侧面可见成纤维细胞，其内含有扩张的粗面内质网和细胞质微丝，但并未发现肌成纤维细胞和肥大细胞。Zimny等（1985）认为内侧韧带的成纤维细胞收缩可能是马蹄内翻足的发病原因。Fukuhara等（1994）在患有严重马蹄内翻足胎儿的三角韧带和弹簧韧带中观察到密集排布的胶原纤维和肌成纤维细胞样细胞。Zimny 和 Fukuhara的研究结果证实了我们的病理发现（Ippolito 和 Ponseti，1980）。Toydemir等研究表明，先天性马蹄内翻足是由足部屈肌中胎儿肌球蛋白突变及继发的纤维化共同导致的。

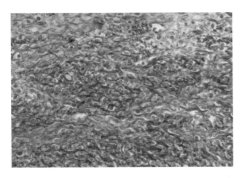 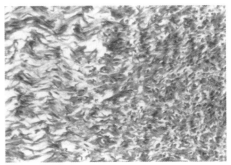

图 3-7　图 2-1 中所示胎龄 17 周的双侧马蹄内翻足患儿，右侧轻度马蹄内翻足胫舟韧带的显微照片。胶原纤维呈波浪形、排列紊乱且密集。细胞成分非常丰富且多为球形核细胞[间苯二酚–新品红范吉森（Resorcinal-New Fuchin van Gieson）染色，×475]

图 3-8　胫后肌腱的移行部位。右侧为毗邻跟舟韧带处的肌腱，可见细胞和纤维成分丰富。左侧为向第二楔骨移行的肌腱，胶原纤维看起来是正常的，细胞排列也是正常的（马森三色染色，×718）

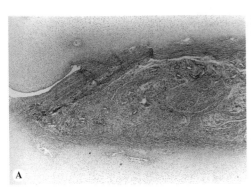 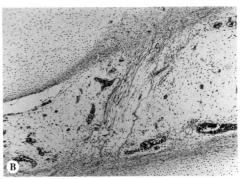

图 3-9　20 周龄胎儿正常足（图 A，苏木精–伊红染色，×200）和 19 周龄胎儿马蹄内翻足（图 B，苏木精–伊红染色，×500）跟距骨间韧带的矢状切面。与正常足不同的是，马蹄内翻足的韧带是由薄的、松弛的胶原纤维束组成的

参 考 文 献

Akeson，W.H.（1961）. An experimental study of joint stiffness. J. Bone Joint Surg.，43A，1022.

Akeson，W.H.，Woo，SL-Y.，Amiel，D.，et al.（1977）. Rapid recovery from contracture in rabbit hindlimb：A correlative biomechanical and biochemical study. Clin. Orthop.，122，236.

Becker，C.G.（1972）. Demonstration of actomyosim in mesangical cells of the renal glomerulus. Am. J. Pathol.，66，97.

Brand，R.A.（1989）. A neurosensory hypothesis of ligament function. Medical Hypotheses.，29，245.

Brand，R.A.（1992）. Autonomus informational stability in connective tissues. Medical Hypotheses.，37，107.

Cetta，G.，Tenni. R.，Zanaboni. G.，Deluca，G.，Ippolito，E.，De Martino，C.，and Castellani. A.（1982）. Biochemical and morphological modification in rabbit Achilles tendon during maturation and ageing. Biochem.J.，204，61.

Frank，C.，Woo，S.，Andriacchi，T.，Brand，R.，Oakes，B.，et al.（1988）. Normal ligament：structure，function，and composition. In Injury and repair of the musculoskeletal soft tissues，（ed. S.L.-Y. Woo and J.A. Buckwalter，

Chapter 2. American Academy of Orthopedic Surgeons，Park Ridge，IL.

Fukuhara，K.，Schollmeier，G.，and Uhthoff，H.（1994）. The pathogenesis of club foot. A histomorphomestric and immunobiochemical study of fetus. J. Bone Joint Surg., 76B，450.

Gabbiani，G.，Ryan，G.B.，Lamelin，J.P.，Vassalli，P.，Majno，G.，Bouvier，et al.（1973）. Human smooth muscle autoantibody. Am. J. Pathol.，72，473.

Gelberman，R.，Goldberg，V.，An，K-N.，and Banes，A.（1988）. Tendon. In The injury and repair of the musculoskeletal soft tissues. S.L.-Y Woo and J.A.，Buckwalter Chapter I. American Academy of Orthopedic Surgeons，Park Ridge，IL.

Goldner，J.L. and Fitch，R.D.（1991）. Idiopathic congenital talipes equinovarus. In Disorders of the foot and ankle，2nd edn），Vol. 1.（ed. M.H. Jabss），W.B. Saunders，Philadelphia.

Handelsman，J.E. and Badalamante，M.E.（1981）. Neuromuscular studies in club foot，J. Pediatr. Orthop.，1，23.

Handelsman，J.E. and Glasser，R.（1994）. Muscle pathology in clubfoot and lower motor neuron lesions. In，The club foot，（ed. G.W. Simons），Chapter 1：21. Springer Verlag. Berlin.

Ionasescu，V.，Maynard，J.A.，Ponseti，I.V.，and Zellweger，H.（1974）. The role of collagen in the pathogenesis of idiopathic clubfoot. Biochemical and electron microscopic correlations. Help. Paediat. Acta.，29，305.

Ionasescu，V.，Zellwegar，H.，Filer，L.L.J.，and Conway，T.W.（1970）. Increased collagen synthesis in arthrogryposis multiple congenita. Arch. Neurol.，23，128.

Ippolito，E. and Ponseti，I.V.（1980）. Congenital clubfoot in the human fetus. J. Bone Joint Surg.，62A，8.

Isaacs，H.，Handelsman，J.E.，Badenhorst，M.，and Pickering，A.（1977）. The muscles in clubfoot：a histological and electron microscopic study. J. Bone Joint Surg.，59B，465.

Jack，E.A.（1950）. Experimental rupture of the medial collateral ligament of the knee，J. Bone Joint Surg.，32B，396.

Kiplesund，K.M.，Flood，P.R.，and Sudmon，E.（1983）. The ultra strcture of the tendon M. tibialis posterior in newborn infants suffering from songenital clubfoot. Acta Orthop. Scand.，54，950.

Laros，G.S.，Tipton，C.M. and Cooper，R.R.（1971）. Influence of physical activity on ligament insertions in the knees of dogs. J. Bone Joint Surg.，53A，275.

Mellerowicz，H.，Sparmann. M.，Eisenschenk，A.，Dorfmuller-Kuchlin，S.，and Gosztonyi，G.（1994）. Morphometric study of muscles in congenital idiopathic club foot. In The Clubfoot,（ed. G.W. Simons），Chapter 1：7. Springer-Verlag，Berlin.

Morphological，immunochemical，and biochemical study of rabbit Achilles tendon at various ages. J. Bone Joint Surg.，62A，583.

Tipton，C.，James，S.，Mergner，W.，and Tcheng，T-K.（1970）. Influence of exercise on strength of medial collateral knee ligaments of dogs. Am. J. Physiol.，218，894.

Tipton，C.M.，Matthes，R.D.，and Maynard，T.A.（1975）. The influence of physical activity on ligaments and tendons. Med. Sci. Sports.，7，165.

Tipton，C.M.，Schild，R.J.，and Flatt，A.E.（1967）. Measurement of ligamentous strength in rat knees，J. Bone Joint Surg.，49A，63.

Toydemir，R.M.，Rutherford，A.，Whitby，F.G.，Jorde，L.B.，Carey，J.C.，and Bamshad，M.J.（2006）. Mutations in embryonic heavy chain（MYH3）cause Freeman-Sheldon syndrome and Sheldon-Hall syndrome. Nature Genetics.，38，561.

Woo，SL-Y.，Gelberman，R.H.，Cobb，N.G.，Amiel，D.，Lothringer，K, and Akeson，W.H.（1981）. The importance of controlled passive mobilization on flexor tendon healing-A biomechamical study. Acta Ortop. Scand.，52，615.

Woo，SL-Y.，Gomez，M.A.，Seguchi，Y.，Endo，C.M. and Akeson，W.H.（1983），Measurement of mechanical properties of ligament substance from a bone-ligament-bone preparation. J. Orthop. Res.，1，22.

Woo，SL-Y.，Gomez，M.D.，Sites，T.J.，Newton，P.O.，Orlando. C.A.，and Akeson，W.H.（1987）. The biochemical and morphological changes in the medial collateral ligament of the rabbit after immobilization and remobilization. J. Bone Joint Surg.，69A，1200.

Woo，SL-Y.，Matthews，J.V.，Akeson，W.H.，et al.（1975）. Connective tissue response to immobility：Correlative study of biomechanical and biochemical measurements of normal and immobilized rabbit knees. Arthritis Rheum., 18, 257.

Woo, SL-Y., Ritter, M.A., Amiel, D., et al.(1980). The biomechanical and biochemical properties of swine tendons-Long term effects of exercise on the digital extensors. Connect Tissue Res., 7, 177.

Yuasa, Y. (1969). Electron microscopic study on the devepment of the human fetal digital tendon. J. Japanese Orthop. Assoc., 43, 499.

Zimny, M.L., Willig, S.J., Roberts, J.M. and D'Ambrosia, R.D. (1985). An electron microscopic study of the fascia from the medial and lateral side of clubfoot. Pediatr. Orthop., 5, 577.

第 4 章 功 能 解 剖

关于正常足跗间关节的运动学研究已经有一个多世纪了，但即便是今天，关于跗间关节的运动，专家之间仍存在很大争议。一些学者，如 Manter（1941）、Hicks（1953）、Elftman（1935，1960）和 Inman（1976），坚持认为距下关节围绕一个固定的旋转轴运动，但另外一些学者，包括 Farabeuf（1893）、Fick（1904）、Virchow（1899）、Huson（1961）和 Siegler（1988）等认为这些关节没有固定的旋转轴。

Farabeuf 在他 1893 年出版的著作《手法操作精要》(*Precis de manual operatoire*)（第 4 版）中对正常足和马蹄内翻足跗骨解剖学及运动学有清晰的描述（因我未曾看过 1872 年出版于巴黎的第 1 版，不确定其是否包含同样的描述）。在第 4 版中，Farabeuf 清楚地阐述了正常足跟骨在距骨下方是如何围绕距跟骨间韧带的纤维做旋转运动的。因距跟关节的关节面是倾斜的，当跟骨在距骨下方旋转时，跟骨发生内收、屈曲和内倾。Farabeuf 将其比喻成咬合、联动和翻转。随着足的内翻，跟骨在距骨下方内收和内倾，同时跟骨前面的骰骨、舟骨及距骨头也分别内收和内倾。Farabeuf 认为，儿童马蹄内翻足跗骨移位到最极端位置，是胫骨后肌在腓肠肌-比目鱼肌、胫前肌、趾长屈肌和跖肌协同作用下过度牵拉所致。他指出，距骨颈的畸形并非"本身的形态学异常（译者注：原文为 caprice）"，而是后移、内倾的舟骨将其"塑形"所致。Farabeuf 阐释了距骨的骨化中心是如何应对移位舟骨的异常压力的，并进一步指出，婴儿的骨骼畸形通常是可逆的，若不治疗，舟骨和骰骨出生时呈现的半脱位会随着这些骨的移位明显而加重，最终发展为关节病。他警示说，这些畸形虽然可能被矫正，但软组织具有"变形力"，可导致复发。在 Farabeuf 时代，接受早期治疗的婴儿很少，而在年长儿童，畸形必须通过手术矫正（图 4-1）。

Huson 于 1961 年以荷兰文在莱顿发表的博士论文"跗骨的功能和解剖学研究"对 Farabeuf 的观点发挥起了很大的推进作用，成为理解正常足跗骨运动机制的新突破。他的成果使我相信我 40 年间在门诊、手术室、马蹄内翻足标本解剖和影像学方面对马蹄内翻足运动学的经验观察是正确的。Huson 在 Jahss 的《足踝》一书中撰写了"足的功能解剖"章节。Huson 学派的 Van Langelaan（1983）和 Benink（1985）增加了关于正常足跗间关节和踝关节运动学的重要内容，这些内容是理解足运动学的基础。

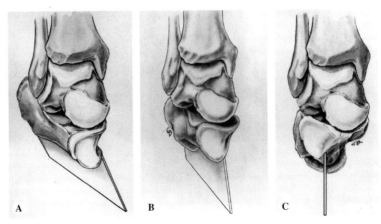

图 4-1 （A）马蹄内翻足，跟骨前部位于距骨头下方，这个位置导致足骨的内翻和马蹄畸形；（B）尝试不通过外展而将跟骨推到外倾位，足跟内翻不能矫正；（C）将跟骨前部向外侧移位（外展）使之和距骨呈正常的位置关系，马蹄内翻足的足跟内翻畸形得到矫正

关节运动是由关节面的曲率和关节间连接韧带的方向及结构决定的。在正常足的近侧部分存在跗间关节运动的复杂组合，统一称为（如 Huson 所说）"闭式运动链（die kinetische kette）"（Payr，1927）。韧带除了分担力学传导、维持足弓弹性外，也作为"关节运动的限制"结构发挥重要作用。

Huson 证实，跗骨关节的运动并不像单个铰链那样，而是与膝关节情况类似，围绕移动的轴做旋转。每个关节都有其特定的运动模式。Huson 的工作得到 Van Langelaan 的支持，Van Langelaan 在尸体标本中采用 X 线立体图像测量法揭示"跗间关节的运动可以通过一个锥形或扇形的离散轴束来描述，离散轴束代表特定运动轴的连续位置"（图 4-2）。他发现"这些连续位置遵循该关节相关特征固有的模式"，并且"根据该结果，所有跗间关节均可建立其运动轴束"（Van Langelaan，1983）。Van Langelaan 进一步观察发现，在跗骨旋转的整个范围内，不同部位的

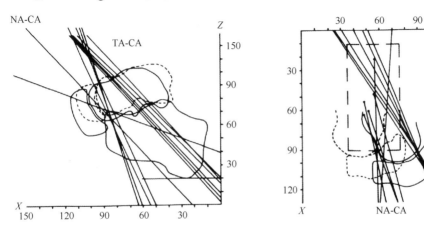

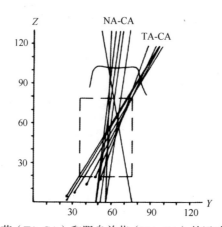

图 4-2　距跟关节（TA-CA）和跟舟关节（NA-CA）的运动轴束叠加图

源自 Van Langelaan, 1983. A kinematical analysis of the tarsal joints. Acta Orthop. Scand. 54（Suppl. 204）

旋转程度不同，距跟关节平均 23.6°，距舟关节平均 43.1°，跟骰关节平均仅 15.8°。可见，后两个关节不仅运动轴束不同，旋转范围也不同（图 4-4I 和图 4-4J）。因此，正如 Huson 所总结的，"不存在单个跗横关节或跗中关节"（Huson, et al., 1986）。Benink（1985）指出，在体跗骨关节的连续运动所遵循的路径与 Van Langellaan 实验中所记录的步式运动类似。

当足负重并位于中立位时，跟骰关节处于"密排位置"。在内翻过程中，跟骰关节的关节面接触有限，且在跖侧跟骰韧带作用下转为"松散位置"。该韧带的最长纤维位于足外侧，最短纤维位于足内侧（图 4-3）。

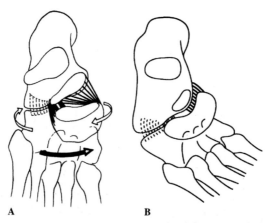

A　　　　　　　　**B**

图 4-3　（A）正常足距下关节背侧观，图示跖侧跟舟和跟骰韧带呈纵行排列。可见最长的纤维位于足的外缘，最短的纤维位于足中线。这种排列允许舟骨和骰骨相对于距骨和跟骨能够内倾和外倾（浅色箭头），以及内收（深色箭头）（源自 Huson，1961）。（B）在马蹄内翻足中，跟舟韧带短缩及舟骨向内侧移位，这在很大程度上减小了距下足部的大小，并使足在距骨前方和下方内收

　　距跟关节在足负重并位于中立位时也处于"密排位置"，在内翻过程中，受到深层距跟骨间韧带强有力的作用也转为"松散位置"，该韧带所发挥的运动学作用与跖侧跟骰韧带类似（图 4-1A 和 C）。

　　距跟舟关节是由距骨、舟骨和跟骨连接形成的滑动关节（Smith，1896；Smith，1958）。跖侧跟舟韧带构成该关节的一部分，支撑距骨头，同时维持足弓（图 4-3）。该韧带富含弹性纤维，在内倾时收缩［参见《格氏解剖学》（Gray's Anatomy），1973］。

　　跗骨关节的运动是同步发生的。如若其中的一个运动受阻，则其他关节功能也受阻。这一特征表明跗间关节属于 Huson 所称的"限制机制"（图 4-4I 和 J）。

　　Inman（1976）对踝关节有深入的研究。他认为，踝关节的旋转轴"不在冠状面上，而是由前内通向后外"。足跖屈时，距骨头向内侧摆动，且跟骨内倾（Elftman，1935，1960）。该轴并非固定不变，而是随着运动范围不断变化，整个运动弧期间的变化可能相当大，且个体之间差异显著（Barnett 和 Napier，1952；Lundberg，et al.，1989）。

　　对于正常足，腿的转动由跗骨机制转换为足的内、外翻运动（Lundberg，1988，1989）。小腿外旋，而后距骨外旋，由于距跟关节后方倾斜，引起跟骨内倾和稍外展。跟骨内倾和稍外展导致骰骨和舟骨内倾和内收，从而使足弓抬高，并因此促使第一跖骨为了触及地面而屈曲。胫骨内旋引起跟骨外翻且足弓变平。在这些运动中的每个环节，韧带都是至关重要的结构要素，尤其是距腓前韧带的横向走行的纤维（Inman，1976；Huson，et al.，1986）。Benink 将 Huson 的工作在活体中进行延伸，并发现通过旋转使跗骨旋后而加在胫骨上的力矩存在很大的个体差异（Huson，et al.，1986）。Benink（1985）描述了跗骨指数，由侧位 X 线片上距骨和跟骨的相对位置而定。该指数在高弓足中低，在扁平足中高。

　　活体踝关节的运动与距下关节的运动是分不开的。足–小腿复合体在任何方向上的运动都是这两个关节的联合运动（Siegler 等称之为运动耦合，1988），是踝关节和距下关节两者转动的结果。踝关节对足背屈/跖屈的作用较距下关节大。距下关节对内翻/外翻的作用较踝关节大，"踝关节和距下关节大致同等程度参与足–小腿复合体的内/外旋运动"（Siegler，et al.，1988）。

　　马蹄内翻足的后、内侧跗间韧带明显短缩，且胫骨后肌、腓肠肌–比目鱼肌紧张，使其运动学发生了很大变化。纤维化和挛缩的三角韧带使跟骨呈内倾位。舟骨因胫舟韧带、跖侧跟舟韧带的纤维化及紧张的胫后肌腱的牵拉而处于严重内移和内倾位（Attenborough，1966）（图 4-3）。在对胎儿的解剖研究中发现，距跟骨间韧带、分歧韧带和舟骰韧带通常未发生纤维化。然而，由于跗骨关节之间相互依赖，舟骨内移促使骰骨和跟骨也跟着内移和内倾。舟骨和骰骨通常内移和内倾严重。为了适应各个跗骨的位置变化，距骨关节面的形状也发生改变（参见第 2

章，图 2-8）。

足后部的活动度非常受限。在马蹄内翻足跗骨重度旋后时，被动运动范围变化很大。足部僵硬的跗骨，被动外展仅仅几度，而在不严重的病例，跗骨被动外展可达 20°～30°。即便用力做外展，未经治疗的马蹄内翻足中跗骨也不能移动到中立、正常的位置。

尽管跗骨移位和跗间关节变形，但在马蹄内翻足的位置上，它们的对应关系还好。在该位置上，距舟关节和距跟关节均处于紧密排列位置。变形的跟骰关节面仅处于有限的接触。试图矫正畸形，关节会失去良好的对应关系，除非逐渐矫正畸形、使关节面慢慢得到重塑，Pirani 等（2001）用磁共振成像很好地显示了这一点。外科手术对各骨块进行重新排列，需要将大部分跗韧带切断，从而导致所有跗间关节出现半脱位，处于一个完全不稳定的位置。

舟骨和楔骨之间及 Lisfranc 线和足趾部位的韧带无纤维化改变，纤维化主要影响后足。前足虽然内收，但比后足旋后少。因此，可能由于腓骨长肌的牵拉，第一跖骨较外侧其余跖骨跖屈更多，从而形成高弓足。和许多在跖内收畸形足中看到的情况一样，尽管一些马蹄内翻足第一楔跖关节可能向内侧倾斜，但足前部的各关节几乎是正常的。

在马蹄内翻足中，前足和足趾的主、被动活动仅轻微受限。大多数病例在出生时，可将前足内收矫正到接近正常的 Lisfranc 线位置，且距骨屈伸活动可达正常范围。甚至在第一楔跖关节向内倾斜的病例中，第一跖骨也可被移动到和其他跖骨对应关系良好的位置，从而消除高弓足。然而，在少数复杂型马蹄内翻足中，跖侧韧带和深层足底内在肌非常厚实，使所有跖骨均处于跖屈位，从而引起严重的高弓足（见第 10 章）。

僵硬的后足严重旋后和相对柔软的前足对于试图做畸形矫正的骨科医师是一个挑战。正常足可以自如地做旋后和旋前。然而，马蹄内翻足旋前仅能旋前前足，而不能旋前后足。不仅后足的韧带非常僵硬，而且跗骨极度内旋和内移使得跗间关节的运动轴严重内移。因此，为了使拉紧的内侧韧带、胫骨后肌及趾屈肌得到牵伸，足必须在距骨下方旋后位外展。随着足进一步外展，跟骨、舟骨和骰骨内倾将逐渐减少（图 4-1，图 4-4I 和 J；还可见第 7 章的图 7-6B 和图 7-6C）。对于马蹄内翻足做强力的旋前将导致中足（跗骨间关节及跖跗关节的部分）破坏且增加足弓。20 世纪 50 年代初我们通过影像技术已清楚地看到这一点。

许多马蹄内翻足得不到完全的解剖学矫正。治疗后，跗骨仍残留一些内收、关节异常和运动受限。在内侧跗间韧带和胫后肌腱非常僵硬的严重马蹄内翻足，使内旋的舟骨完全复位是不可能的。跟骨不能完全外展到距骨下方的正常位置。然而如图 4-4 所示，对跗骨位移的部分矫正足以获得足的良好功能。跗间关节的运动范围虽然受限，但可由前足运动范围正常所代偿。因此，正如我们最后一次随访所证实的那样，整个足的运动范围可以满足三十余岁年龄人群的正常活动要求，甚至可能终身受用。关于治疗的讨论，将在第 7 章提供更详细的解释。

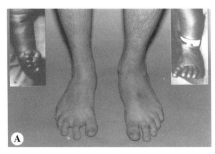

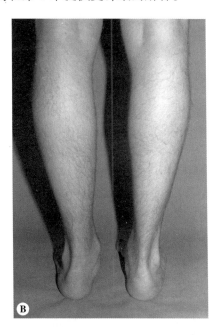

图 4-4A 和图 4-4B 一位 32 岁男性足的前面观和后面观，其出生时右足为先天性马蹄内翻足，左足为跖内收。其马蹄内翻足经 5 次手法+石膏治疗，石膏固定时间共 7 周。跖内收足经两次石膏，共 4 周时间固定。该患者夜间穿戴有连杆的足外展支具 2.5 年。右足固定在 60°外旋位；左足固定在中立位。32 岁时，他成为一名建筑工人，工作一整天足部无任何疼痛或不适。右足比左足短 1.5cm；右腿比左腿短 2cm；右小腿周径比左小腿少 2cm。右足外观良好；左足内侧足弓平且足跟外翻

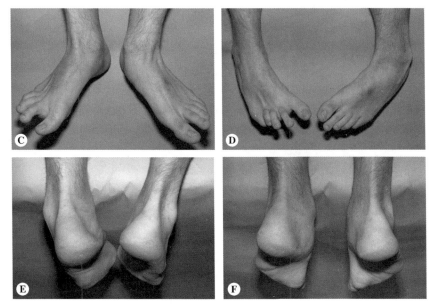

图 4-4C～F 该患者右侧后足运动范围受限，不过他自身并无察觉。双侧前足运动正常

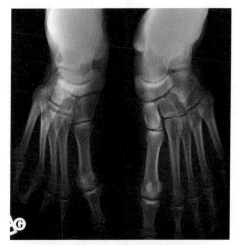

图 4-4G 该患者双足站立位 X 线片。右侧马蹄内翻足经治疗后，舟骨呈楔形、扁平且有内旋，表现为舟骨结节与内踝接近。右足跟距角为 10°，左足为 26°。右足距骨头不如左足距骨头圆。右足的中足部分略旋后。右足的正常排列部分来源于楔骨和骰骨向外侧成角

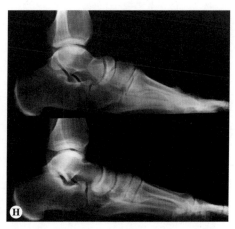

图 4-4H 站立位 X 线侧位片。右足（上方图），距骨穹顶部的球形曲度略减小，距骨外侧后突较小，跗骨窦较大，且舟骨结节与内踝贴近。右足内侧足弓高度正常，左足足弓平坦（下方图）。双足各关节间隙正常

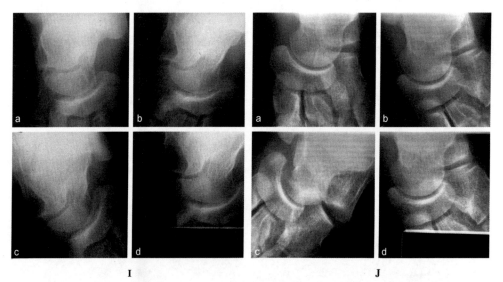

I   J

图 4-4I 和图 4-4J 同一患者在 15 岁时的跗骨前后位 X 线片，为每只足在不同旋后（a 和 b）和旋前（c 和 d）位置下拍摄。当双足旋后时，由于足部韧带松弛，可见跗骨移位范围大，舟骨移位更大。跟骰关节出现一定间隙。然而，当双足旋前（c 和 d）时，右侧经治疗的马蹄内翻足运动部分受限（图 4-4F）

参 考 文 献

Attenborough, C.G. (1966). Severe congenital talipes equinovarus. J. Bone Joint Surg., 48B, 31.

Barnett, C.H. and Napier, J.R. (1952). The axis of rotation at the ankle joint in man. Its influence upon the form of the talus and the mobility of the fibula. Anatomy., 86, 1.

Benink, R.J. (1985). The constraint mechanism of the human tarsus. Acta Orthop. Scand., 56 (Suppl.215).

Elftman, H. and Manter, J. (1935). The evolution of the human foot with special reference to the joints. J. Anat., 70, 56.

Elftman, H. (1960). The transverse tarsal joint and its control. Clin. Orthop., 16, 41.

Farabeuf, L.H. (1893). Précis de manual operative (4th edn). Masson. Paris. 1893. (First published 1872, Masson, Paris).

Fick, R. (1904). Handbuch der Anatomie and Mechanik der Gelenke. Verlag G. Fischer, Jena.

Gray, H. (1973). Anatomy of the human body (29th edn). (ed. C.M. Goss). Lea & Febiger, Philadelphia 1973.

Hicks. J.H. (1953). The mechanics of the foot. 1. The joints. J. Anat., 87, 345.

Huson, A. (1961). Een ontleedkundig fuctioneel Onderzoek van de Voetwortel (An anatomical and functional study of the tarsus), Ph.D. dissertation, Leiden University.

Huson, A., Van Langelaan, E.J., and Spoor, C.W.(1986). The talocrural mechanism and tibiotalar delay. Acta Morphol., Neerl-Scand., 24, 296.

Huson, A., Van Langelaan, E.J., and Spoor, C.W. (1986). Tibiotalar delay and tarsal gearing. J. Anat., 149, 244.

Inman, V.T. (1976). The joints of the ankle. Williams & Wilkins Baltimore.

Jahss. M.H. (1991). Disorders of the foot and ankle. W.B. Saunders. Philadelphia.

Lundberg, A. (1988). Patterns of motion of the ankle/foot complex. Ph.D. dissertation, Karolinska Institute, University of Stockholm.

Lundberg, A. (1989). Kinematics of the ankle/foot complex. Part Ⅲ: Influence of leg rotation. Foot Ankle., 9, 304.

Lundberg, A., Svensson, O., Nemeth, G., and Selvik, G. (1989). The axis of rotation of the ankle joint. J. Bone Joint Surg., 71B, 94.

Manter, J.B.T. (1941). Movements of the subtalar and transverse tarsal joints. Anat. Rec., 80, 397.

Payr, E. (1927). Der heutige stand der Gelenkchirurgie. Archiv fiir Clin. Chir., 148, 404.

Pirani, S., Zeznik, L., Hodges, D. (2001). Magnetic resonance imaging study of the congenital clubfoot treated with the Ponseti method. J. Pediatr. Orthop., 21, 719.

Siegler, S., Cheu, J., and Schenck, C.D.(1988). Three dimensional kinematics and flexibility charcteristics of the human ankle and subtalar joint. Part I: Kinematics. J. Biomech. Eng., 110, 364.

Smith, E.B. (1896). The astragalo-calaneo-navicular joint. J. Anat. Physiol., 30, 390.

Smith, J.W. (1958). The ligamentous structures in the canalis and sinus tarsi. J. Anat., 92, 616.

Virchow, H. (1899). Über die Gelenke der Fusswurzel. Arch. Anat. (Physiol. Abt.)(Suppl), 556.

第 5 章 发 病 机 制

先天性马蹄内翻足很少是由环境和外部因素导致的。一些学者认为，马蹄内翻足伴有先天性环形束带，继发于绒毛膜完整的羊膜早破导致的子宫容量减少（Cowell 和 Wein，1980）。许多马蹄内翻足是严格遵循孟德尔模式的常染色体显性遗传或常染色体隐性遗传综合征的一部分（Wynne-Davies，1965）。细胞形成异常也会产生包括马蹄内翻足在内的综合征，这是由细胞产物过多或染色体部分缺失引起的。许多学者认为，特发性马蹄内翻足主要是由多因素遗传系统引起的（Wynne-Davies，1965；Wynne-Davies，et al.，1982）。然而，Rebbeck 等（1993）采用复合分离分析方法进行的研究支持这样的假说：畸形的产生可以解释为单一孟德尔基因的分离加上其他次要基因或非遗传因子的作用（Wang，et al.，1988）。

已经有许多理论用于解释特发性马蹄内翻足的发病机制。未经治疗的儿童和成人特发性马蹄内翻足可表现为严重的骨骼畸形，神经源性的马蹄内翻足也存在类似的骨骼异常，推测这种异常与神经肌肉失衡有关。如 Pirani 等的 MRI 成像研究所示，特发性马蹄内翻足经手法和石膏治疗，骨骼畸形得到改善，表明适当方向的机械应力刺激对正常骨骼生长的重要性。许多胎儿马蹄内翻足可见距骨颈向内侧成角，而在我们治疗的获得 20 年和 30 年随访的患者中没有发现这一表现。所有这些观察表明，胎儿和儿童的马蹄内翻足跗骨软骨基的异常位置和形状是由外在异常应力作用于骨骼引起的。

其他一些学者认为，宫内的位置异常或继发于羊水减少的子宫容积减小可能是马蹄内翻足畸形的原因。Dietz 认为，宫内压迫作为特发性马蹄内翻足的发病原因，证据不足（Dietz，1985）。我们的标本中有两个为短缩的小腿三头肌和后侧韧带被牵入踝关节，表明肌肉-肌腱单位的短缩或其他未知因素可能是导致马蹄内翻足畸形的主要因素，而不是继发于外部压力所产生的跖屈位置。可用于进一步反驳这一理论的是，其他被认为可能是由子宫压力引起的疾患，如跟骨外翻足和姿势性马蹄内翻足，在出生后几周内可自行纠正。

目前应用超声检查来研究宫内胎儿的发育为马蹄内翻足研究领域开辟了新途径。我们和其他研究者（Benacerraf 和 Frigoletto，1985；Jeanty，et al.，1985；Benacerraf，1986；Bronshtein 和 Zimmer，1989；Bronshtein，et al.，1992）通过超声观察到，11 周龄胎儿明显正常的足，到了 14 周龄变成了马蹄内翻足，而这时宫腔内充满了大量羊水。因此，先天性马蹄内翻足似乎是一种在妊娠期第 3 个月后才出现的发育性异常，而不是胚胎形成异常（图 5-1）。

　　马蹄内翻足与神经肌肉缺陷密切相关。然而，伴有神经系统疾病的马蹄内翻足患儿的腿部肌肉的组织学所见与特发性马蹄内翻足不同。同样，伴有肌病的马蹄内翻足也不应该被误认为是特发性马蹄内翻足。最近有关于马蹄内翻足患者腿部肌肉组织化学和超微结构的研究报道，一些研究没有发现异常，而其他研究结果显示区域性的神经异常，如 I 型肌纤维的增加（Isaacs, et al., 1977；Handelsman 和 Glasser，1994），还时常有研究报道腿部肌肉-肌腱连接处纤维组织增加。无论是临床检查还是肌电图检查中，特发性马蹄内翻足患儿腿部肌肉中神经源性改变尚未得到明确证实。

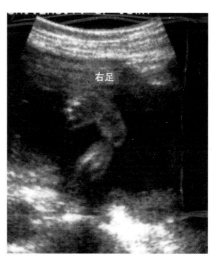

图 5-1　胎儿 24 周龄时超声发现马蹄内翻足。胎儿 12 周龄时超声检查没有发现马蹄内翻足。出生时婴儿有如图 6-1 所示四肢型关节挛缩

　　无论治疗与否，所有单侧马蹄内翻足患儿的患侧小腿腿围都比正常侧小（Wiley，1959；Carroll，1990）。马蹄内翻足患儿腿部肌肉-肌腱单位的短缩与肌肉纤维化有关（Wiley，1959）。如第 3 章中所提到的，近期发现合并远端关节挛缩症患者的胎儿肌球蛋白发生突变，表明先天性马蹄内翻足可能是由足部屈肌的胎儿肌球蛋白缺陷和继发纤维化引起，这种假设可以解释所观察到的先天性马蹄内翻足的许多临床特征。

　　患儿出生后马蹄内翻足畸形逐渐加重并变得更加僵硬，原因可能是新生儿在出生最初几周内，肌腱和韧带中的胶原蛋白快速合成。马蹄内翻足在早产儿和婴儿早期矫正后出现且很快复发的倾向很大，在出生前后，快速的胶原蛋白合成似乎是这种倾向的原因之一。直到 5 岁或 6 岁，胶原蛋白合成逐渐减少，韧带中的胶原成分很少。在婴儿手术治疗后观察到明显的术后纤维化和瘢痕形成可能与该年龄段的快速胶原合成有关。当手术推迟至 6～12 月龄之后，发生纤维化较少（Green 和 Lloyd-Roberts，1985）。

　　我们研究马蹄内翻足标本发现其后内侧的肌肉、筋膜、韧带和腱鞘中的纤维组织含量增加（Lonasescu，1974；Ippolito 和 Ponseti，1980；见本书第 3 章）。如前所述，在《马蹄内翻足内侧和外侧筋膜的电子显微镜研究》（*An Electron Microscopic Study of the Fascia from the Medial and Lateral Sides of Club Foot*）一书中，Zimny 等（1985）发现马蹄内翻足内侧筋膜中存在三种细胞类型：典型的成纤维细胞、肌成纤维细胞样细胞和肥大细胞。Zimny 等（1985）推测，马蹄内翻

足内侧跗间韧带的挛缩可能归因于肌成纤维细胞样细胞，并且这种挛缩可能通过肥大细胞释放组胺而增强。Fukuhara 等（1994）在马蹄内翻足弹簧韧带中也发现了肌成纤维细胞样细胞，并推测马蹄内翻足是由内侧跗间韧带的纤维瘤样病变引起的，如同我和 Ippolito 在 1980 年所发现的那样。

任何异常因素的活跃周期都是变化的。在一些病例中，异常因素的存在可能从妊娠第 10 周持续到 6 岁或 7 岁。畸形轻的病例，异常因素可能从胎儿晚期开始，其活跃程度在出生后仅保持几个月。所有病例，出生前几周至出生后几个月，纤维化形成最为明显。正如我们之前所说，这是一个正常哺乳动物的肌腱和韧带中胶原生成最多的时期，估计人类也是如此。

总之，Toydemir 等（2006）的发现表明，肌节蛋白缺陷是先天性挛缩综合征的常见原因，提示先天性马蹄内翻足是单纯的先天性挛缩，归因于胫骨后肌和足的屈肌胎儿肌球蛋白缺陷。同时，肌腱和韧带中细胞间结缔组织和纤维化增加。出生后，其他肌节蛋白代偿胎儿肌球蛋白的缺陷。因此，如果足的畸形得到良好的矫正，即使在胎儿期发育不良的肌肉永远无法恢复正常大小，足也能正常发育。

参 考 文 献

Benacerraf, B.R.（1986）. Antenatal sonographic diagnosis of congenital clubfoot. A possible indication for amniocentesis. J. Clin. Ultrasound., 14, 703.

Benacerraf, B.R. and Frigoletto, F.D.（1985）. Prenatal ultrasound diagnosis of clubfoot. Radiology., 155, 211.

Bronshtein, M. and Zimmer, E.Z. 1989. Transvaginal ultrasound diagnosis of fetal clubfeet at 13 weeks, menstrual age. J. Clin. Ultrasound., 17, 518.

Bronshtein, M., Liberson, A., Lieberson, S., and Blumenfeld, Z.（1992）. Clubfeet associated with hydrocephalus: new evidence of gradual dynamic development in utero Obstetrics and Gynecology., 79, 864.

Carroll, N.（1990）. Clubfoot. In Pediatric orthopaedics,（3rd edn），（ed. R.T. Morrisy）, J.P. Lippincott, Philadelphia.

Cowell, J.R. and Wein, B.K.（1980）. Genetic aspects of clubfoot.J. Bone Joint Surg., 62A, 1381.

Dietz, F.R.（1985）. On the pathogenesis of clubfoot. Lancet., 1, 388.

Fukuhara, K., Schollmeier, G., and Uhthoff, H.（1994）. The pathogenesis of clubfoot: A histomorphometric and immunohistochemical study of fetuses. J. Bone Joint Surg., 76B, 450.

Green, A.D.L. and Lloyd-Roberts, G.C.（1985）. The results of early posterior release in resistant clubfeet. J. Bone Joint Surg., 67B, 588.

Handelsman, J.E. and Glasser, R.（1994）. Muscle pathology in clubfoot and lower motor neuron lesions. In The clubfoot,（ed. G.W. Simons）, Springer-Verlag, New York.

Ippolito, E. and Ponseti, I.V.（1980）. Congenital clubfoot in the human fetus. A histological study. Bone Joint Surg., 62A, 8.

Jeanty, P., Romero, R., d'Alton, M., Venus, I., and Hobbins, J.（1985）. In utero sonographic detection of hand and foot deformities. J. Ultrasound Med., 4, 595.

Kojima, A., Nakahara, H., Shimizu, N., Taga, I.; Ono, K., Nonaka, I., and Hiroshima, K.（1994）. Histochemical studies in congenital clubfeet. In The clubfoot,（ed. G.W. Simons）, Springer-Verlag, New York.

Lonasescu, V., Maynard, J.A., Ponseti, I.V., and Zellweger, H.（1974）. The role of collagen in the pathogenesis of idiopathic clubfoot. Biochemical and electron microscopic correlations. Helv. Paediatr. Acta., 29, 305.

Pirani, S., Zeznik, L., Hodges, D.（2001）. Magnetic resonance imaging study of the congenital clubfoot treated with the Ponseti method. J. Pediatr. Orthop., 21, 719.

Rebbeck, T.R., Dietz, F.R., Murray, J.C., and Buetow, K.H.（1993）. A single-gene explanation for the probability of having idiopathic talipes equinovarus. Am.J. Hum. Genet., 53, 1051.

Toydemir, R.M., Rutherford, A., Whitby, F.G., Jorde, L.B., Carey, J.C., and Bamshad, M.J.（2006）. Mutations in embryonic myosin heavy chain（MYH3）cause Freeman-Sheldon syndrome and Sheldon-Hall syndrome. Nature Genetics., 38, 561.

Wang, J., Palmer, R., and Chung, C.（1988）. The role of major gene in clubfoot. Am. J. Hum. Genet., 42, 772.

Wiley, A.M.（1959）. An anatomical and experimental study of muscle growth. J. Bone Joint Surg., 41B, 821.

Wynne-Davies, R.（1965）. Family studies and aetiology of clubfoot. J. Med. Genet., 2, 227.

Wynne-Davies, R., Littlejohn, A., and Gormley, J.（1982）. Aetiology and inter-relationship of some common skeletal deformities. J. Med. Genet., 19, 321.

Zimny, M.L., Willig, S.J., Roberts, J.M., and D'Ambrosia, R.D.（1985）. An electronmicroscopic study of the fascia from medial and lateral sides of clubfoot. J. Pediatr. Orthop., 5, 577.

第6章　临床病史和检查

即使儿科医师已经完成检查，骨科医师也应该重新采集马蹄内翻足患儿的家族史并进行全身临床检查。关于家族史，应该详细询问运动系统的先天性缺陷情况。

检查时，应该完全脱去婴儿的衣物，先仰卧位，然后是俯卧位，以便于检查头部、颈部、胸部、躯干和脊柱可能存在的异常。接下来进行神经系统的检查，还应检查躯干和四肢的活动情况。

应检查婴儿的髋、膝关节活动范围，以发现可能存在的异常。足以外的关节出现僵硬和活动受限提示预后较差，因为这常常提示存在有限的几类关节挛缩。部分僵硬型马蹄内翻足病例姆趾或者第2、3趾存在非常轻微的关节屈曲挛缩，通过夹板治疗一年，症状可消失（图6-1）。

应该测量腿的长度和大腿、小腿的周径。记录大腿、小腿、踝关节、足部的皮肤皱褶，以及马蹄、跟骨内翻、前足内收、高弓足和足的旋后程度（Catteral，1991，1994；Goldner 和 Fitch，1994；Pirani，2002）。

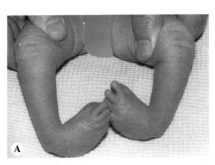 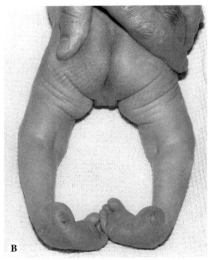

图 6-1A 和图 6-1B　新生女婴，严重、僵硬的马蹄内翻足，双下肢关节挛缩和两个手指稍僵硬。膝关节以下肌肉无功能。膝关节有 20° 的屈曲挛缩

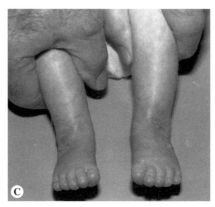

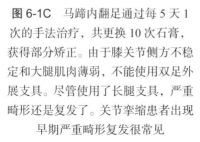

图 6-1C 马蹄内翻足通过每 5 天 1 次的手法治疗，共更换 10 次石膏，获得部分矫正。由于膝关节侧方不稳定和大腿肌肉薄弱，不能使用双足外展支具。尽管使用了长腿支具，严重畸形还是复发了。关节挛缩患者出现早期严重畸形复发很常见

出生时即可发现马蹄内翻足畸形成分中存在不同程度的严重性和僵硬性。经过培训的骨科医师通过触诊可以很容易确定马蹄内翻足骨骼脱位的程度和关节活动的范围。当检查马蹄内翻足时，建议牢记或者在眼前摆一张解剖良好的标本照片（见图 2-8，第 2 章）。应该注意内外踝与胫骨嵴及结节、距骨头及跟骨前结节的位置关系。记录以下畸形的程度：足跟马蹄、跟腱紧张度、小腿周径、腓肠肌-比目鱼肌近端的回缩、跟骨的内倾和内收，以及在外踝前方有多少距骨头位于皮下。最好从足底测量前足内收的角度（Alexander，1990）。严重的跖内收一定不要和马蹄内翻足混淆，也不要把其当作马蹄内翻足来治疗，否则会造成灾难性的医源性足外翻畸形。跖内收很容易和马蹄内翻足区分，因为跖内收很可能是嵌入拇长屈肌的足底方肌肌力减弱导致的，不存在马蹄畸形，常常可以自行纠正。

骨科医师通过一只手握住脚趾和脚掌，另一只手的拇指和示指从前方触诊踝部来确定马蹄内翻足舟骨和跟骨的位置及运动范围。拇指放在外踝，外踝比内踝更加突出，示指放在内踝。由于足舟骨对着内踝顶点，内踝很难摸到。随着示指和拇指沿内外踝下滑，拇指移动到突出的距骨头，示指触到舟骨的顶端。用手固定脚趾和脚掌，做足外展，另一只手的示指向下、向外推挤舟骨。内踝和舟骨之间的距离表明舟骨移位的程度。在马蹄内翻足，舟骨结节和内踝相接触，难以分离。拇指可以触及距骨头的外侧面。在距骨头的下方可以触及跟骨前结节。当足外展时，可以评估距下关节的活动度（图 6-2 和图 6-3）。

通过触诊可以很容易触及跟骰关节，可以明确骰骨的位置及其脱位的程度。由于舟骨和骰骨之间韧带的松弛，大多数马蹄内翻足，当前足外展同时将拇指放在距骨头的外侧面对抗加压时，骰骨就不容易发生内侧移位。然而，当骨科医师在跟骰关节处对抗加压时，骰骨可能向内侧移位。

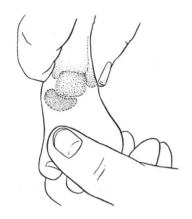 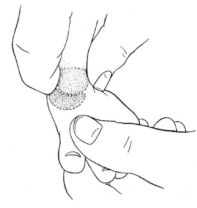

图 6-2 用一只手握住脚趾和脚掌，用另一只手的拇指和示指从前方触诊内外踝

图 6-3 示指和拇指向下滑动触及距骨头，示指触到舟骨，拇指触及跟骨前结节。用手握住脚趾和脚掌，做足外展，同时评估一下舟骨的运动。内踝和舟骨结节之间的距离表明舟骨的移位程度。跟骨前结节在距骨头下方的移位程度与跟距角的变化及足跟内翻有关

　　在舟骨前可触及楔骨。在跖屈位可以识别第一跖骨，多数情况下，如果婴儿期没有采用前足旋前位固定的错误治疗，背伸时很容易移动，因为跖侧筋膜通常不是非常紧。

　　决定马蹄内翻足严重程度的重要因素如下：小腿肌肉萎缩和近侧挛缩的程度；足跟马蹄和内翻的严重程度；前足内收的僵硬程度；舟骨内侧移位的程度及踝关节后方与足内侧皮肤皱褶的深度。横穿足底的深皱褶可见于复杂型马蹄内翻足。经验丰富的临床医师在初次或第 2 次应用手法和石膏矫形后，则能准确判断畸形的严重程度。当足外展时，舟骨和跟骨向外侧移位的程度是骨科医师的主要线索。Goldner 和 Fitch（1991，1994）根据舟骨与内踝之间的距离将马蹄内翻足的严重程度分为重度（0～6mm）、中度（7～12mm）及轻度（13～18mm）三类。而在正常足，该测量距离在 19～24mm[这与我们在成人 X 线片中测量的数据一致（参见第 10 章）]。Goldner 和 Fitch 未提及患者年龄，而不论是马蹄内翻足还是正常足，该距离均会随年龄改变，因此他们的数据要有保留地对待。

　　分析足部正、侧位片也能够帮助骨科医师判断畸形的严重程度及评估治疗效果。然而，在 X 线片上很难评估婴儿跗骨的准确位置，因为三块可见跗骨（跟骨、距骨和骰骨）的骨化中心小、呈椭圆形且位置并不居中。该畸形移位最明显的舟骨直至 3～4 岁才会发生骨化。Rose 等（1985）曾研究儿童平足症，我完全赞同其观点，即"对三维的情况做平面成像并没有帮助。应高度重视诊断所用的画线

和角度，因为 X 线片显示的同一个角度会因从不同轴线观察而发生改变。另外，全部足骨的骨化中心直到 4 岁才出现，特征性结构如跟骨载距突直至 9 岁或 10 岁才能看到。6 岁以后才能准确画出足部各骨的轴线"。Cummings 和他的同事（Watts，1991；Cummings，et al.，1994）对婴儿足部角度测量的可靠性表达了同样的担忧。根据我们的长期研究经验，跟距角的数值并不能准确预测治疗的成败。

除非患者之前有治疗史或畸形表现很特殊，对于婴幼儿病例，无论是石膏治疗前还是治疗后，我均不做足部拍片。在我们医院，通常在患儿出生后不久即开始治疗，结束治疗后，患儿一般只有 2 月龄或最多 3 月龄，此时采用支具维持矫正效果。在这个年龄，患儿骨化尚未完成，距骨头、舟骨、骰骨、跟骨及前足的位置最好通过触诊来确定。足部外观正常。如果畸形复发，X 线片会有所帮助，畸形复发通常出现在 1 岁或 2 岁之后，这个时候骨化更多了。

参 考 文 献

Alexander，I.J.（1990）. The foot：examination and diagnosis. Churchill Livingstone，New York.

Catteral，A.（1991）. A method of assessment of the clubfoot deformity. Clin. Orthop.，264，48.

Catteral，A.（1994）. Clinical assessment of clubfoot deformity. In The clubfoot（ed. G.W. Simons）Springer-Verlag，New York.

Cummings，R.J.，Hay，R.M.，McCluskey，W.P.，Mazur，J.M.，and Lovell，W.W.（1994）. Can clubfeet be evaluated accurately and reproduciby? In The clubfoot（ed. G.W. Simons）Springer-Verlag，New York.

Goldner，J.D. and Fitch，R.D.（1991）. Idiopathic congenital talipes equniovarus. In Disorders of the foot and ankle,（2nd edn），（ed. M.H. Jahss），Vol. 1. W.B. Saunders，Philadelphia.

Goldner，J.L. and Fitch，R.D.（1994）. Classification and evaluation of congenital talipes equinovarus. In The clubfoot，（ed. G.W. Simons）. Springer-Verlag，New York.

Pirani，S.（1995）. A method of clubfoot evaluation. POSNA Meeting.

Rose，G.K.，Welton，E.A.，and Marshall，T.（1985）. The diagnosis of flat foot in the child. J. Bone Joint Surg.，67B，71.

Watts，H.（1991）. Reproducibility of reading clubfoot x-rays. Orthop. Trans.，15，105.

第7章 治 疗

先天性马蹄内翻足的治疗目标是减轻或完全矫正所有畸形因素，从而获得有功能的、无痛的、外观正常的、能踏平的足，同时足的活动灵活、无胼胝且不需穿特殊的鞋。获得完全正常的足是不可能的，不应奢望。

先天性马蹄内翻足的病因仍不清楚，因此，治疗尚不能影响韧带、肌腱及肌肉本身的病理，这些病理改变似乎决定了矫正的难度和畸形复发的可能性。

大多数骨科医师认为，马蹄内翻足的最初治疗应该是非手术治疗，应该在生后1周内即开始治疗，以便充分利用韧带、关节囊及肌腱等结缔组织良好的黏弹性特征（Attlee，1868）。正如前文所述，在生后最初几个月内有缺陷的胎儿肌球蛋白被正常的肌球蛋白取代，从而使胫骨后肌及腓肠肌的紧张程度逐渐减轻。

马蹄内翻足手术治疗总会导致深部的瘢痕形成，这在婴幼儿中表现尤其严重。Dimeglio（1977）观察到，新生儿期进行广泛的手术治疗后出现明显的纤维化，这些纤维组织"逐步地将足包裹在纤维块中"（另参见Epeldegui，1993）。在婴幼儿马蹄内翻足行关节囊、韧带及肌肉手术切开后，大量的瘢痕组织形成与这些组织的收缩性纤维化及胶原合成增加有关，这已被幼龄马蹄内翻足患儿肌肉活检组织的体外胶原合成研究所证实。胶原的合成水平似乎与马蹄内翻足畸形的严重程度相关（Ionasescu，et al.，1974）。

术后广泛的瘢痕组织形成也与关节囊、韧带松解后跗间关节对应不良有关。如前文所述，即刻获得矫正恢复脱位跗骨的解剖位置是不可能的。术后，距舟、距跟及跟骰关节根本不能实现良好的对应关系。实际上，贯穿关节软骨的骨针固定只能将骨骼维持在大致复位的位置上。这不可避免地会损伤关节软骨、关节囊和韧带，进而导致关节僵硬。这些跗骨间的韧带像其他关节的韧带一样，在维持足部良好运动学方面是不可或缺的。另外，足骨精确的解剖对位对于良好的功能结果并非必要。由于这些原因，手术治疗不再作为选项。近期有报道，一例10岁的马蹄内翻足患儿通过适当的手法矫正及石膏治疗获得了良好的矫正。

手法治疗是基于结缔组织、软骨及骨的内在特性，这种特性可对逐步矫正畸形时所施加的适当机械刺激产生反应。韧带、关节囊、肌腱通过轻柔的手法得以牵伸。每周1次治疗后，用石膏固定以维持矫正的程度并使韧带变柔软。这样，脱位的各跗骨逐渐复位，随着关节面的逐渐塑形而获得良好的关节对应关系。通常，经过2个月的手法及石膏治疗，足看起来呈现轻度的过度矫正。再经几周的支具佩戴，足的外观看起来就正常了。在过去 8 年内，我们采用加速治疗方案，每 4～5 天做 1 次手法及石膏治疗，获得了良好的结果。在婴幼儿期，大多数马蹄内翻足可在 3 周内得以矫正。

对于一些马蹄内翻足，明显紧张的韧带似乎很容易通过手法得以牵伸，应用数次石膏后，各足骨也容易恢复良好的对应关系；而另一些马蹄内翻足，骨、关节畸形及紧张的韧带很难矫正，需更多次数的手法及石膏治疗。获得最大的矫正时，一般使用石膏的次数应该不超过 10 次。

如果不能全面地理解正常足的解剖及运动学，以及马蹄内翻足各跗骨的改变，无论通过手法还是手术治疗，均很难获得马蹄内翻足畸形矫正。若手法操作不当，不仅不能矫正畸形，反而会使畸形更加复杂化。如果操作粗暴，则可能撕裂紧张的韧带，导致如手术治疗后出现的瘢痕形成，从而使畸形更僵硬。如果出生后不久即开始治疗，同时医师能充分理解畸形本身的特性，并掌握手法矫正及专业的石膏应用技巧，通常可获得更成功的治疗。

遗憾的是，大多数治疗马蹄内翻足的骨科医师错误地认为，距下关节及跗横关节（Chopart 关节）有一个从前内上到后外下通过跗骨窦固定的旋转轴，沿着该轴做足外翻（旋前），足跟内翻及足旋后即得到纠正。事实并非如此。如第 4 章所述，无论正常足还是马蹄内翻足，如斜接铰链一样，均不存在跗骨可围绕其旋转的单一的轴（Huson，1991），每一个跗骨关节均有斜向运动的旋转轴。马蹄内翻足病例，由于跗骨的极度内移及内倾，这些旋转轴在很大程度上向内侧倾斜。因此，要矫正严重的跗骨对应关系异常，必须使舟骨、骰骨及跟骨逐渐地、同步地外移，然后这些跗骨可以外翻到中立位。将舟骨从几乎垂直位于内踝下方的位置拉下来，外移、外展，最后外倾至水平位置，使其在距骨头的前方获得合适的对应关系。骰骨移位程度虽然不如舟骨明显，但必须同时拉向外侧，外展，然后在跟骨前方外倾到其正常位置。同时，跟骨必须在距骨下保持跖屈位做外展，然后外倾至中立位。这就是我从 1948 年以来基于解剖和影像学观察成功应用于马蹄内翻足矫正的操作方法。

许多诊所手法治疗马蹄内翻足的结果不满意，往往是其使用的技术存在缺陷，导致畸形矫正不充分。儿童骨科教科书及文献中描述治疗这一畸形的手法操作技术内容有限，而且遗憾的是，许多描述是错误的。主要的错误就是前足的旋前和整个足的旋前（图 7-1A、B）。Kite（1964）所著《马蹄内翻足》（The Clubfoot）一书非同一般，该书对他的方法进行详尽描述，而这些方法不会引起足旋前。然而，Kite 的方法并非完美无缺。如第 1 章所述，他并未认识到构成马蹄内翻足的各种畸形因素之间是相互依存的，需同时矫正这些畸形才能获得良好的结果。因此，他的方法需要在治疗上付出大量的时间和精力，并且矫正效果并不完全令人满意。

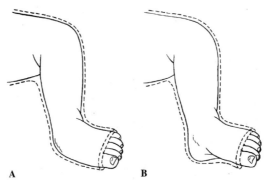

图 7-1　马蹄内翻足矫正过程中的主要错误为使整个足旋前（图 A）和使前足旋前（图 B）

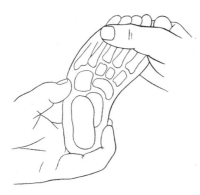

图 7-2　Kite 方法的错误，通过按压跟骰关节使前足外展而阻碍了跟骨的外展，进而干扰了足跟内翻的矫正。用手握住足跟也将妨碍跟骨外展

用石膏绷带将足固定之后，Kite 通过"在足底垫一玻璃板使足底变平来矫正高弓"，并强调"不要向上、向外推前足"。通过此方法来防止高弓畸形复发。Kite 还建议"不要通过踝关节来使足向外旋转"，从而避免足的旋前及中足骨的破坏。他推荐"通过将拇指按压在足的外侧面接近跟骰关节的位置，通过跗骨间关节使足外展，进而矫正所有畸形"。但遗憾的是，"犹如要扳直弯曲的钢丝"，将足拱起来顶在跟骰关节的部位，阻止了跟骨外展，从而干扰了足跟内翻的矫正（图 7-2）。Kite 错误地认为，仅通过外翻跟骨，足跟内翻即可矫正，同时跟距角也可张开。因此，需要花费许多耐心和数月的时间，并需多次更换石膏使跟骨在距骨下向外旋转，从而矫正足跟内翻并获得踏平的足。Kite 并未意识到，仅通过在距骨下外展跟骨使其外倾到中立位，即可很容易地矫正足跟内翻（参见第 4 章，图 4-1）。Kite 技术的缺陷使他那些不那么耐心的追随者们失望，他们最终转向手术治疗（Kite，1930，1963）。

尽管通过我们的治疗可同时矫正除踝关节马蹄外的所有畸形，但为更清晰地阐述，我们将对各畸形的矫正分别进行描述，首先是高弓，随后是内翻和内收畸形，最后是马蹄畸形，而且必须在其他所有畸形均矫正后才能矫正马蹄畸形。所有手法操作均需非常轻柔。对于畸形，应缓慢地进行矫正，拉伸韧带也不应超过它自然所能承受的程度。

7.1　高弓畸形

　　高弓是马蹄内翻足常见的畸形因素，常易与前足马蹄畸形混淆。前足马蹄很罕见，表现为 5 个跖骨同等程度跖屈，这种情况常见于伴有内翻、内收、严重马蹄等的复杂型马蹄内翻足。前足跖屈及马蹄畸形必须通过背屈所有跖骨及后足同时矫正。

　　大多数马蹄内翻足的高弓不累及整个前足，而主要表现为第一跖骨过度跖屈。足侧位片常可显示第五跖骨与骰骨、跟骨对位良好，而第一跖骨则位于明显的跖屈位。因此，尽管整个足表现为旋后，但前足相对于后足是旋前的，结果导致高弓畸形（图 7-3A）。因此，足高弓畸形是由第一跖骨相对于第三、四、五跖骨更明显的跖屈所致。正如 Huson 所言（1991），第二跖骨稳定地位于由各楔骨形成的凹槽中，正常足同马蹄内翻足一样，前足可以围绕第二跖骨形成的纵轴而内倾或外倾。正常足在站立时，当小腿外旋及距骨外展时会迫使跟骨相对内倾，前足旋前扭曲则导致跖侧足弓增高；在马蹄内翻足，足弓会更加明显。

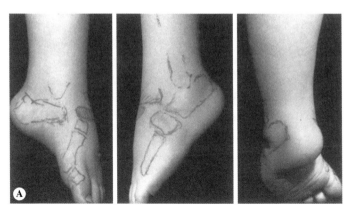

图 7-3A　3 岁男孩，复发的马蹄内翻足。足处于旋后位，但前足相对于足跟是旋前的。第一跖骨严重跖屈，而第五跖骨与骰骨、跟骨对应关系正常。前足与后足的异常位置关系导致了高弓畸形

　　大多数出版物并未述及马蹄内翻足高弓畸形因素的矫正。20 世纪 40 年代，Steindler 认为，足高弓是不能获得畸形完全矫正的因素之一，这有时见于 Kite 方法治疗时，但更常见于 Denis-Browne 方法（Steindler，1951）。的确，足高弓可通过 Kite 技术得到改善，但并不能通过把足缠在"L"形金属板上的 Denis-Browne 方法而改善（Browne，1934）。即使是现在，在许多诊所，足高弓仍是难以矫正的畸形。Norris C. Carroll 认为，"严重马蹄内翻足畸形中的高弓畸形只能通过跖腱膜及足内肌延长而得到矫正"（Carroll，1987）。实际上，在大多数婴幼儿中，足

高弓是很容易通过非手术方法矫正的。我们诊所治疗的 104 足，经 30 年以上随访，仅 6 足需行跖腱膜切断而完全矫正高弓畸形（Laaveg 和 Ponseti，1980）。

跖腱膜和外展肌在婴幼儿非常紧张的情况并不常见，前足通常是很柔韧的。因此，通过轻柔的手法操作使前足旋后并外展，通常经第一次石膏固定后高弓即可以矫正。打石膏时需保持前足旋后并外展，使其与后足保持合适的对应关系。在足底做适当塑形，以维护正常的足弓高度。在打第一次石膏时，通过按压距骨头而使足外展，不仅可使前足内收部分矫正，后足内收也略有纠正（图 7-3B 和 C）。在这个阶段，由于整个足处于旋后位置，没有经验的骨科医师可能会误认为畸形加重了。

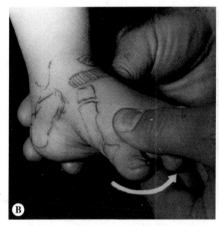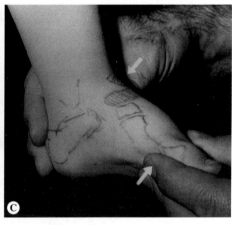

图 7-3B 和图 7-3C （B）错误的矫正马蹄内翻足的手法。通过跖屈第一跖骨并背屈第五跖骨而使前足旋前，结果导致高弓畸形加重，且不能矫正足跟内翻。（C）通过背屈前足的内侧部分，使其获得与后足合适的对应关系，从而矫正高弓

打石膏时，第一步先从足打到膝关节，并维持整个足于马蹄（跖屈）、旋后位，并通过在外踝前方距骨头的外侧面轻柔地施加对抗力量而尽可能使足外展。石膏凝固后，需继续把石膏打到大腿的上 1/3，并维持膝关节 90° 屈曲，这么做的原因在后文详述。

试图通过强力将前足旋前来矫正足旋后畸形，会使第一跖骨进一步跖屈，从而加重高弓畸形（图 7-3B～F）。遗憾的是，大多数文献及教科书中都是用石膏把足固定于旋前位。这种情况下，高弓畸形并未得到矫正。实际上，像这样把前足固定于相对后足旋前位反而会加重畸形，并使畸形更为僵硬。

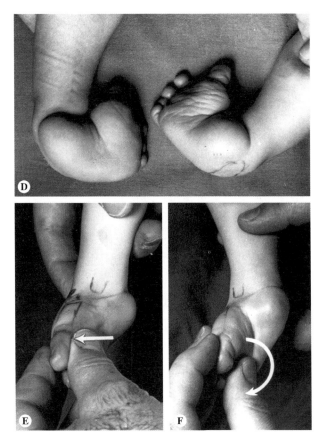

图 7-3D～F　（D）6 周龄婴儿双侧马蹄内翻足。足严重旋后，前足内收但不像后足那样旋后，足高弓畸形来自于前足相对于足跟而轻度旋前。（E）手法操作矫正高弓畸形。前足旋后，将其置于与后足合适的对应关系。（F）矫正足旋后（即使前足旋前）的错误操作，这样会加重高弓畸形，同时也不能矫正足跟内翻畸形

7.2　内翻和内收畸形

同马蹄一样，内翻与内收是马蹄内翻足最严重的畸形因素，主要见于后足。距骨和跟骨通常是畸形的，并处于严重的马蹄位；跟骨内倾并内收，舟骨同骰骨一样向内侧移位并内倾。如前文所述，这些畸形因素之间是紧密相关的；同时，踝后及足内侧韧带的短缩和增厚，以及腓肠肌、胫后肌、屈趾肌及其肌腱的短缩，通常会导致足的各种畸形更为僵硬。

如第 4 章所述，运动时距跟关节、距舟关节及跟骰关节在力学方面精确地相互依存，这就决定了在矫正马蹄内翻足时必须使各跗骨脱位同时矫正。

矫正高弓畸形时，将距骨、楔骨、舟骨及骰骨置于旋后的同一平面，这些结构形成了使舟骨和骰骨向外并轻度向下移位必不可少的杠杆。随着足内侧紧张的关节囊、韧带及肌腱逐渐通过手法被拉伸，舟骨、骰骨和跟骨相对于距骨而外移成为可能。在维持足跖屈及旋后位时，通过用拇指在距骨头的外侧面施加对抗的力使足外展，从而矫正跗骨内倾。同时，不要控制住足跟，以便使跟骨能在距骨下外展。2～3分钟轻柔的手法操作后，缠一薄层棉垫，再打一薄层石膏并充分塑形。随着石膏制动，韧带的紧张程度会逐渐减轻（图 7-4A）。

每次经轻柔手法矫正后用石膏固定，每周更换 1 次，经 3 次或 4 次（一般不超过 5 次）可使跗骨内侧韧带变得松弛，并使各跗骨间关节得到一定的塑形。初次使用石膏使足处在跖屈位旋后，在第 2～3 次打石膏时，可逐渐减小旋后的程度，通过在距骨下使足进一步外展而矫正跗骨内倾（图 7-4B 和 C）。要特别注意的是，不要将足旋前，以防止跟骨在距骨下被锁定于内翻位；同时，当舟骨仍处于内收位时，不要使其被动外倾。为保证足不要旋前，在初次治疗时使足底和距骨头所在平面处于旋后位，在后续治疗过程中逐渐使其转到中立位，以便在打最后一次石膏使跗骨内倾得到充分矫正时，足底和距骨头的平面与小腿呈正常角度。足底及距骨头平面一定不要旋前，以避免加重高弓及使跗中区域受到破坏（图 7-3，图 7-4B～E）。

马蹄内翻足畸形矫正时必须使内侧跗间韧带和肌腱得到持续的牵伸，这只能通过整个足在距骨下尽量外展而实现（图 7-4E，图 7-5A、B），而这种外展要比骨科医师通常所做的多。在矫正马蹄畸形后，打最后一次石膏时必须使足达到 60°～70°外展（图 7-5C、D）。石膏固定 3 周，在随后的几个月内，需用带连杆的矫正鞋维持足 60°～70°外展，以防止内侧的跗间韧带回缩。

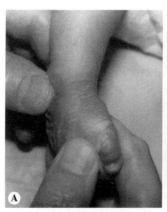
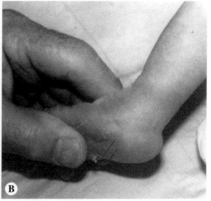

图 7-4A 和图 7-4B 手法操作矫正高弓、内翻和内收：在距骨处施以向外的力，在距骨头外侧施以对抗的力。保持足处于跖屈及旋后位，这一手法可在足处于跖屈和旋后位时使其外展。当舟骨、骰骨及整个足相对于距骨头向外侧移位时，跟骨的前部也会随之外移，从而使足跟内翻畸形得以矫正

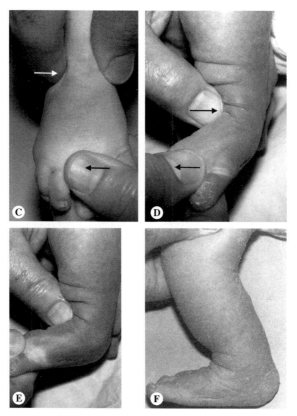

图 7-4C～F （C、D）足进一步外展，同时旋后减小，但不要使足旋前；（E）通过牵拉中足的跗间韧带使足外展达 70°，需注意的是，不要用手握住足跟，这样可以允许跟骨随整个足外翻，从而矫正足跟内翻；（F）通过经皮跟腱切断矫正马蹄畸形，并石膏固定 3 周

　　正常足的足跟与腿的长轴成一直线，"除非在韧带非常松弛的情况，否则跗骨超出中立位的外倾活动程度是非常有限的（Huson，1961）"（见第 4 章，图 4-4）。Huson（1991）也认为"由中立位，跗骨只能做内倾运动"。而在马蹄内翻足，严重的跗骨内翻是与其骨性成分的内收与内倾有关的。如前所述，必须通过足距骨以远部分外展来矫正足跟内翻。通过这样的操作，跟骨可外倾至正常的中立位。在大多数马蹄内翻足，过度矫正足跟内翻既不可能也不必要。非常严重的病例，扭曲并向外侧倾斜的后距跟关节使足跟内翻矫正更加困难。处于屈曲位的跟骨只能随着距下关节的部分重塑而逐渐外展。在马蹄内翻足，由于距跟关节面的形态及跗间韧带的走行方向，在不触碰足跟的情况下，跟骨内倾可随着足在距骨下的外展而自行矫正。

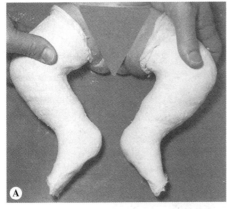 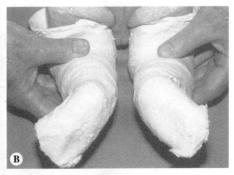

图 7-5A 和图 7-5B 这一马蹄内翻足病例治疗的第 5 次石膏固定，足外展 50°

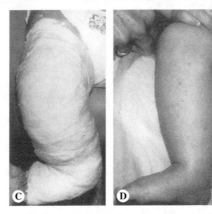

图 7-5C 和图 7-5D 经皮跟腱切断术后第 6 次（也是最后一次）石膏固定，右足外展可达 60°（图 C），但无旋前，术后 3 周拆除石膏时足畸形获得良好的矫正（图 D）

  只有应用从足趾到腹股沟（至大腿上段）屈膝 90°的长腿石膏固定距骨、踝关节及整个下肢，才能将足维持于外展位。当距骨被稳定地固定于踝穴内而不能旋转时，为了维持足在距骨下的极度外展位，必须应用从足趾至腹股沟的长腿石膏固定。这样正如通过手法操作，距骨头可以对紧张的距侧跟舟韧带、三角韧带的胫舟部分及胫后肌腱起到持续牵拉的作用。如果石膏仅打到膝下部分，则不能在距骨下把足稳定地固定于外展位。其原因是，婴儿的下肢肥胖，胫骨前嵴被肥厚的婴儿脂肪覆盖，石膏不能得到良好的塑形，从而会随足向内旋转。结果导致已通过手法操作获得的对跗间韧带及胫后肌腱的牵伸发生丢失，跗骨内翻与内收不能持续获得矫正。坚持应用短腿石膏治疗马蹄内翻足，忽略了下肢及距骨旋转在距下关节、中足及前足运动学方面所发挥的基本作用（Inman，1976；Huson，1991）。除此之外，短腿石膏更易滑落。为防止石膏滑落，一些骨科医师通常在小腿肚及踝部将石膏打得过紧，结果导致压疮。膝下石膏不仅不起作用，而且有害。

　　严重的马蹄内翻足，通过手法操作不可能使极度内移及内倾的舟骨完全复位，因为跟舟韧带、胫舟韧带及胫后肌腱不能被充分地拉伸至适当的位置而使舟骨位于距骨头的前方。即使切断这些韧带而使舟骨游离，由于距骨头的变形也不能充分与舟骨相适应（见第 2 章，图 2-8）。这就是无论是否获得完美的解剖复位，都要使足内侧的韧带尽可能被拉伸而不是被切断的基本原理。

　　随着舟骨获得部分复位，由于舟骨前方的舟楔韧带和分歧韧带得以拉伸，楔骨外移并相对于舟骨向外侧成角，而骰骨相对于跟骨前结节恢复至正常位置或轻度外展的位置，这样前足获得了与后足良好的对应关系，跟骨充分外展使足跟达到正常的中立位。这种"似是而非"（译者注：原文采用"spurious"一词）的矫正可以获得良好的功能及美观的结果，并可避免跗骨松解手术的许多并发症（图 4-4 和图 7-6A～D）。

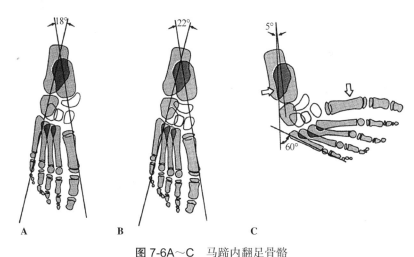

图 7-6A～C　马蹄内翻足骨骼

A. 跟距角及舟骨向内移位仅获得部分矫正；B. 畸形获得良好的矫正；C. 马蹄内翻足畸形

图 7-6D　患者，男，19 岁，出生后即诊断为双侧先天马蹄内翻足，足前后位 X 线片。右足舟骨内移和跟距角未得到完全矫正，如图 7-6A 所示。左足矫正良好，但是距舟关节狭窄，第二跖骨密度增高、距骨头扁平。患者在 2 周龄时接受治疗，每周接受手法复位和石膏矫形固定直到 3 月龄，然后夜间持续佩戴外旋矫形支具 3 年。8 岁时马蹄内翻足畸形复发，接受胫前肌腱转移到第三楔骨的手术治疗。此时，还接受了左足内侧软组织松解手术。左足较右足僵硬，而且长距离行走会出现疼痛（见图 7-14）

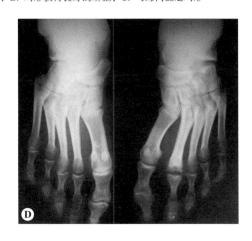

在此应用"似是而非"一词，是取其褒义，即"外观上像，而形态学上不像"，而不是取其"错误的或假的"的贬义。骨科医师已接受对许多骨骼畸形"似是而非"的矫正，如为避免损伤股骨头的血供，通过转子间截骨而不是股骨颈截骨矫正髋内翻；同样，在矫正严重的股骨头骨骺滑脱时，不在产生滑脱的骺板处截骨，而是在其较低的水平截骨。"似是而非"的矫正的第三个例子是，矫正胫内翻时，在胫骨的近侧干骺端处截骨，而不是通过疾病所在的胫骨近端骺板处截骨。

严重的马蹄内翻足，由于舟骨脱位仅部分获得矫正，畸形复发是常见的。通过夜间穿戴有连杆的矫正鞋，维持足 60°～70° 外旋，可延缓或防止畸形复发。如果畸形复发，需将胫前肌腱转移至第三楔骨。通过这样的治疗可获得临床上近乎完美的、功能良好的足。有关畸形复发的治疗将在第 8 章详述。

7.3 马蹄畸形

足内翻及内收得到矫正后，随着足跟恢复至中立位，可通过使足背屈（背伸）而矫正马蹄畸形。

马蹄畸形的矫正需要牵伸紧张的踝关节和距下关节后方的关节囊、韧带，以及跟腱，以使距骨的滑车部位在踝穴内转到后方。在做足背伸的时候，将一只手平放于足底，用另一只手的拇指和其余各指抓住足跟并向下牵拉。将示指弯曲置于跟腱附着部位，也可以向下施加相当大的推力。

矫正马蹄畸形，通常需要 2～3 次手法矫形和跟骨部位塑形良好的石膏固定。注意避免摇椅足畸形，这可能发生在医师试图做足背伸时将推力加在距骨头下方而不是整个足底。踝背伸尽可能达到 15° 或以上，此时可以打最后一次石膏，将足外旋 60°，用石膏固定 3 周。应该特别注意的是，千万不要使足旋前，哪怕是很轻微的程度，以避免高弓畸形复发、中足破坏和外踝后移。

矫正马蹄畸形时，当首先尝试手法背伸踝关节而发现跟腱非常紧的时候，应在局部麻醉下行简单的经皮跟腱切断术，以获得踝关节 15° 的背伸。在这种情况下，内翻畸形矫正后，再打一次石膏，维持 3 周，足够维持矫形。85%的患者接受了经皮跟腱切断术，以获得更快的畸形矫正。没有必要缝合切断的跟腱，随着成肌腱细胞和邻近成纤维细胞的增殖，即使是 5 岁或者 6 岁的患儿，跟腱术后也可以在几周内愈合。"Z"形切开延长对于儿童并没有必要，徒留不美观的瘢痕。

由于距骨和跟骨的畸形，以及韧带的紧张，踝关节背伸常常不可能超过 10°～15°。我们很少行踝关节和距下关节后方关节囊的切开松解手术，因为通过手术获得的更多背伸矫正常常被后来的瘢痕组织挛缩所抵消，这一点被近期两家顶尖机构的报告所证实。他们指出，接受踝关节后方松解手术的马蹄内翻足患者，近一半踝关节背伸受限、活动度减小（Hutchins，et al.，1985；Aronson 和 Puskarich，1990；Ippolito，et al.，2003）。

7.4　胫骨旋转畸形

下肢的内旋畸形被一些人认为是马蹄内翻足畸形的一部分。然而，在一些接受治疗的马蹄内翻足患者中，尽管声称存在胫骨内旋，但是外踝却向后方移位（Hutchins，et al.，1986）。一些研究尝试通过测量双髁轴线（或者胫骨结节）与双踝轴线的夹角来确定胫骨旋转的角度，但是这些方法都不准确。

最近有报道通过 CT 扫描来更准确地测量胫骨旋转的新方法，该方法选取胫骨上的参考标志，能测量真正的胫骨旋转角度。超声和 CT 都可以应用同样的技术进行测量。Krishna 等（1991）通过超声扫描确定胫骨近侧和远侧后方平面，并测量了正常儿童和马蹄内翻足患儿这两个平面的角度差。正常儿童胫骨外旋角度平均为 40°，而马蹄内翻足患儿平均外旋角度只有 18°。有趣的发现是，单侧马蹄内翻足患者的健侧下肢外旋角度平均为 27°，明显小于正常儿童（Krishna，et al.，1991）。

因而，马蹄内翻足患儿不伴胫骨内旋畸形，但是与正常儿童相比，半数马蹄内翻足有胫骨外旋畸形。腓骨远端后移是由不正确的治疗引起的。外踝的后移和踝关节的过度外旋是由于错误的手法在跟骨锁定及距骨下呈内倾、内收位时将足部外展（外旋）。在足跟内翻和足前位上试图使足外旋，则会迫使距骨在踝关节内外旋，从而导致外踝后移。此外，如果足跟处于内翻和内收位且没有得到矫正，患儿在行走过程中就会将足外旋来避免摔倒，导致外踝进一步后移。中足的破坏可以让足能踏平，造成"豌豆形足"畸形（Swann，et al.，1969）。这种畸形是可以避免的，主要通过在距骨下外展外旋跟骨但不做足的旋前来矫正足跟内翻。将拇指放在距骨头的外侧有助于阻止距骨在踝关节内外旋。

如果治疗中采用膝以下的石膏固定，与马蹄内翻足相关的相对内旋就会持续存在。如上所述，如果采用从足趾到腹股沟、屈膝 90° 的石膏固定，足在距骨下做外旋，那么胫骨旋转、足跟内翻畸形和足的内收会逐渐得到矫正。夜间佩戴足外旋支具数月会维持对胫骨内旋的矫形。

7.5　石膏矫形的应用

石膏固定的目的是维持手法矫形的效果。手法操作过程中，将患儿放在母亲的膝盖上以使其获得安慰。接下来将患儿放置在操作台的一端，以便助手有操作空间，母亲可位于患儿另一侧，使用奶瓶或者安抚奶嘴及轻音乐来使患儿放松。如果患儿是母乳喂养，在操作之前应当哺乳。骨科医师应当在整个操作过程中观察患儿面部有无痛苦的表情。

石膏固定过程中，足部应该保持在矫正的位置，这个位置是通过一只手抓住脚趾，另一只手在距骨头上施加对抗的力来保持的。助手将 2 英寸（1 英寸＝2.54cm）宽的软棉卷带从趾尖开始缠到大腿近端，卷带重叠 2/3 宽度。重叠缠绕是为了刚好覆盖皮肤三层。避免压疮的方法不是过多衬垫而是仔细地塑形。软棉卷带，以及随后管型石膏，应该服帖地包裹在足部和踝部，以便更好地塑形，小腿和大腿部位的石膏缠绕要宽松，防止对肌肉产生不必要的压迫（图 7-7A）。

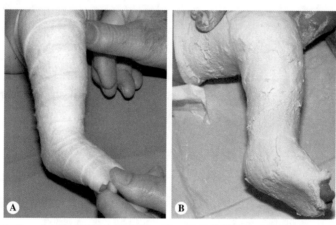

图 7-7A 和图 7-7B （A）一只手扶住大腿，另一只手的拇指和示指扶住足趾，维持膝关节屈曲 90°，用 2 英寸宽的软棉卷带从足趾开始缠直到大腿近端；（B）第 2 次石膏时，足置于些许旋后位。足底塑形良好，前足没有外翻

将 2 英寸宽的石膏绷带在温水中浸湿，然后从足趾开始包裹在软绵内衬的外面，操作者（外科医师）的手指尖应该遮住患儿足趾以避免对足趾产生挤压。石膏第一步只打到膝下。此时，医师放开患儿的足趾，握住足部进行石膏塑形。合适的马蹄内翻足石膏塑形需要医师牢记足部每一块骨头的位置，以及马蹄内翻足的解剖结构（见第 2 章，图 2-8）。管型石膏的塑形必须轻柔且解剖部位精确。

覆盖足趾的石膏应该平整，以保持足趾处于中立位。需要强调的是，要围绕突出的足跟部位进行塑形，而不能按压（图 7-7C、图 7-7D）。足跟不应该放置在医师的手上，也就是说不能将足跟压平。将足跟部扁平的石膏是不合要求的。

当通过足外展来矫正内收和旋后时，需要用拇指在距骨头外侧施加一个对抗的作用力。然后，拇指不能长时间按压，以免石膏凝固后在石膏上形成压痕。要不断塑形而不是通过按压的方式来维持矫形。同时，踝关节周围和内外踝部位的石膏塑形要轻柔。足跟应在中立位上进行塑形，注意不要将跟骨推到外翻的位置。将足部外展，足跟内翻即可矫正。为了便于在打最后一次石膏时矫正马蹄内翻足，应将示指弯曲放在跟腱附丽处，将足跟向下塑形。

当足部和小腿塑形完成，石膏凝固过后，医师应将手放在小腿肚下方托起小腿，而一定不要接触足跟，然后将管型石膏延长到近端大腿，位于腹股沟下方，保持膝关节屈曲 90°，小腿轻度外旋（图 7-7E 和 F）。

覆盖足趾的石膏应加以修剪，以便于足趾自由地背伸，足趾的跖侧石膏应该保留，以防止足趾的屈曲，否则紧张的足趾屈肌就得不到牵伸。踇趾和小趾两侧的石膏应予以修剪，以使足趾能获得自由的活动。矫形的力量应该是作用于距骨头而不是作用于足趾。

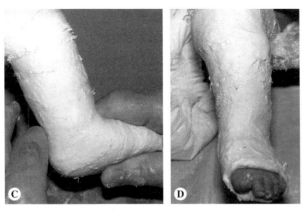

图 7-7C 和图 7-7D （C）强调要围绕着突出的足跟部位进行塑形，而不能按压；（D）第 3 次石膏固定，足置于些许旋后位，内收矫正到中立位

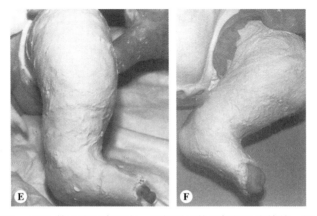

图 7-7E 和图 7-7F （E）第 5 次石膏固定，足部明显外展但是没有旋前；（F）第 6 次石膏固定，经皮跟腱切断术后，足置于外展 60°、背伸 20°，但没有旋前的位置

石膏每周更换，或者为了获得更快的矫形而每 4～5 天更换。5～7 次从足趾到腹股沟的长腿石膏应足以矫正，最后一次石膏固定 2～3 周。

7.6 支具的应用

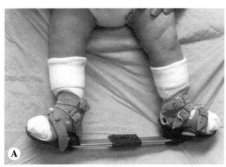
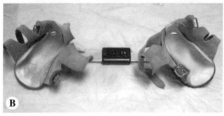

图 7-8 足部外展支具和凉鞋，凉鞋具有成型良好的塑料脚掌，3 条软皮鞋带将足稳妥地固定在凉鞋的底部。凉鞋固定在连接杆上并保持 60°的外旋

马蹄内翻足畸形得到矫正后，佩戴支具若干个月是防止畸形复发必不可少的步骤。因为矫正马蹄内翻足畸形中内翻和内收畸形因素的主要力量是外展（也就是在距骨下外旋足部），故支具的作用就是维持最后一次石膏时所达到的外展角度。这可以通过穿戴合适的、足趾外露并且外旋的高帮鞋来很好地完成，两只高帮鞋之间是通过一根和患儿双肩等宽的横杆连接固定的。遗憾的是，婴儿的商品鞋没有一个模制的足跟，需要将制备好形状的塑料片粘在鞋内足跟部位的上方来防止鞋的松脱。还有一种凉鞋样的支具，脚掌部位柔软、成型良好，3 条鞋带将足稳妥地固定在用横杆连接的合适位置，这种支具比矫形鞋更舒适，穿戴更容易（图 7-8）。

矫形支具需要 24 小时穿戴 2～3 个月，之后夜间穿戴 2～4 年。支具应该维持足外旋 60°来防止足跟内翻、足内收和足趾内收畸形复发。踝关节保持背伸，以避免马蹄畸形复发，这是通过折弯连接矫形支具连杆、使其上翘（杆的弯曲凸向远侧）来实现的。不论是矫形鞋支具，还是带鞋带的凉鞋样支具，如果不能牢固地维持足部明显的外旋位同时又不使足部旋前，都将是无效的。与固定性支具相比，凉鞋样支具还有一个额外的优势，即允许足部、踝关节和膝关节的活动。起初，患儿在尝试做交替性踢腿活动时感到不舒服，但是不久后，他们就会学会双腿一起踢，可以很好地耐受支具。单侧马蹄内翻足患儿，健侧足部的鞋固定在连杆上时是中立位，外旋 25°。

1934 年，Denis Browne 提出用 "L" 形的板材来早期矫正马蹄内翻足的构想，试图通过外翻而不是外展跟骨来矫正足跟内翻，但这是不可行的。1934 年所提出的把双足固定在板上并用连杆连接的想法其实并不新颖。如 Le Noir（1966）所阐述的，早在 1825 年，Henry Neil 医师就提出了马蹄内翻足矫形装置的设想，该装置包括与足底形状、大小相同的木质平板，并将其连接到一根连杆上，随后，John L. Attlee 医师在 1868 年也对此做了描述，L. A. Sayre 在 1875 年报告了这个装置。这个矫形装置的目的是让孩子"把自己的脚踢直了"。但是，所有这类机械装置都不能完全矫正马蹄内翻足的所有畸形。只有当畸形得到完全矫正后，通过穿戴带连杆的凉鞋样支具并保持 60° 外旋，才能有效维持这种矫形效果。

不要浪费金钱研发不能控制足部旋转却试图防止马蹄内翻足复发的支具。如果足部不能稳妥地固定在外旋位，对于大多数的患足来说，踝关节内侧的韧带、胫骨后肌和趾屈肌的纤维化回缩所产生的牵拉很容易使马蹄内翻足畸形复发。

行走期穿普通的高帮鞋 2~3 年可以为踝关节提供良好的稳定性。虽然许多骨科医师建议穿平底鞋或者外侧楔形底的鞋，但是如果足部得到很好的矫正，穿上述矫形鞋则没有必要，如果足部没有得到完全矫正，穿上述矫形鞋也不能达到矫形效果。

7.7　手术治疗

马蹄内翻足患儿出生后如果很快就开始适当的手法和石膏治疗，大多数能够获得良好的临床矫形效果。如 Coleman 所说，随意地根据是否需要手术矫形来区分是真正的马蹄内翻足还是姿势性马蹄内翻足畸形的分类方法，是一个"人为预选"概念（Coleman，1987）。我们采用这种分类方法来区分爱荷华州（译者注：Iowa，USA）的患者，1950 年前，真正的马蹄内翻足与姿势性马蹄内翻足的比例为 90：10（Steindler，1951；Le Noir，1966），但是这个比值在 1950 年以后很滑稽地反转为 10：90。

只有少部分（低于 5%）患儿可能有指征需要行早期松解手术，如马蹄内翻足畸形非常严重且足短、异常僵硬，以及对手法矫形治疗没有反应的病例。这些患儿可能患有四肢关节挛缩症，需要仔细检查。一些国际知名的医院开展了新生儿马蹄内翻足手术和出生后前 3 个月内即行手术治疗，治疗结果令人非常失望，这归咎于术后大量深部的瘢痕形成（Dimeglio，1977；Epeldegui，1993）。无论如何，手术是禁忌的。广泛的手术切开松解跗间关节会对成年后的生活产生负面影响（正如我们后来报道的那样）。长段地切开腱鞘造成大面积的缺血，随之而来可能出现肌腱坏死，造成灾难性后果。相反，畸形可以通过适当的手法获得矫正，这样可以使足部充分地生长并能在今后生活中获得正常的功能。

去除上一次的石膏之后，骨科医师必须评估手法治疗获得的矫正程度。可以接受的足应该是足跟内翻和马蹄畸形得到良好的纠正，踝关节背伸能达到或者超过 15°，距骨头前方可触及舟骨，骰骨与跟骨对应关系好，足的外形正常。前文已经提到，用一只手的示指和拇指固定距骨，另一只手做足的外展和内收动作，通过舟骨在距骨头前的移动很容易确定舟骨的位置。在非常严重的马蹄内翻足，舟骨不能完全外侧移位，能触摸到舟骨结节比正常足更靠近内踝（第 6 章，图 6-3）。

马蹄内翻足矫正的程度能够通过分析足部前后位和侧位 X 线片推测出来。但是，正如前文所述，由于跗骨的骨化中心小、呈卵圆形、位置偏心，舟骨的骨化也要 3~4 岁之后才能出现，所以很难评估跗骨的准确位置（Rose，et al.，1985；Cummings，et al.，1994）。重要的是，要理解跟距角存在的某些不在正常范围内的变异的情况，而这并不意味着临床结果不好。如果手术松解距骨周围的关节仅仅是为了获得一个 X 线片上正常的距跟指数，这是不应该的。当足部的临床矫形效果和足踝活动都令人满意时，即使 X 线片上观察到的矫形效果不那么完美，也应该认为治疗结果是成功的。

对于大多数在幼儿早期接受良好手法治疗的马蹄内翻足患儿，唯一推荐的、又不造成任何损害的手术，就是跟腱切断或者延长术，以及胫前肌腱外移到第三楔骨的手术。关节松解手术应该尽可能避免，因为从我们的经验来看，松解手术会在成年后造成关节僵硬、疼痛及功能受限。

针对马蹄内翻足，已经设计了许多手术方式来松解跗间关节。没有关于足部功能的长期随访结果报道。1987 年报道的应用 Heyman-Herdon 跗跖关节囊切开手术来矫正跖内收（Stark，et al）的长期随访结果显示，儿童足部关节切开的手术会导致严重的残疾，手术总的失败率达 41%，疼痛发生率为 50%，经过手术治疗的关节会发生退行性改变。外科医师不应该忽视关节损害的后果，这种损害是为了获得马蹄内翻足诸足骨良好对应关系而常常行广泛跗间关节松解手术带来的。有人认为早期"矫正"足骨位置能够获得关节正常的解剖关系和良好的长期功能，其实这是一个无法弥补的错误。

7.7.1 肌腱

7.7.1.1 跟腱切断术

经皮跟腱切断术是一种可以在诊室内实施的操作。助手扶住患儿的小腿保持足背伸，可以用奶瓶哺乳患儿，使其保持放松。局部麻醉下，在跟腱跟骨附丽点近侧 2cm 的部位，用白内障刀片切开跟腱内侧皮肤，用刀尖感觉跟腱位置，注意不要用刀尖去刺它。刀片置于跟腱前方，从跟腱前方向后方切断跟腱（图 7-9）。足背伸角度会即刻增加 10°～15°，马蹄畸形得到矫正。刺破的切口用无菌的小敷贴覆盖，用无菌的软卷带缠绕足部、踝和腿，随后打上塑形良好的石膏，维持足部处于最大的背伸位及 60°的外展位。3 周后拆除石膏，跟腱断端之间已连接。跟腱部位留下的瘢痕非常小，切开皮肤做跟腱延长，即便对于 5 岁以上的儿童，也是没有必要的。

7.7.1.2　跟腱延长术

开放跟腱延长手术很少用于 5 岁以上的儿童，且应尽量避免该类手术。手术方法为：在全身麻醉下，于跟腱跟骨附丽点近侧约 3cm 的

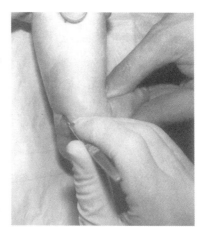

图 7-9　经皮跟腱切断术

部位沿跟腱内侧做长 2.5cm 的皮肤切口，锐性分离暴露跟腱内侧边缘，纵行切开跟腱腱鞘。不要把跟腱从腱鞘上剥离，以避免损伤结缔组织束，这些结缔组织束携带了从腱鞘到跟腱的小血管和神经纤维。在冠状面上纵行劈开长 4~5cm 的跟腱，切口近端切断跟腱后面部分，切口远端切断跟腱前面部分。背伸足部，跟腱两瓣会相对滑动，在踝关节背伸 5°的情况下缝合跟腱。应避免过度延长跟腱，因为这会导致腓肠肌和比目鱼肌永久性的力量减弱。缝合皮肤之前，应仔细关闭跟腱腱鞘。长腿石膏固定 4~5 周，保持膝关节轻度屈曲位。

重要的是不必行长切口，因为术后会留下难看的瘢痕。长段的从肌腱上剥离腱鞘会使肌腱大面积的去血管化，这会导致跟腱坏死，带来灾难性后果。2.5cm 长的皮肤切口能够在足部屈伸的情况下，通过切口上下的牵伸在切口内暴露足够长的肌腱。

7.7.1.3　胫前肌腱转移术

年龄大于 2.5 岁的儿童经历了一次或者两次复发之后，胫前肌有较强的旋后力量，可采用肌腱转移。这常常是由于舟骨仍旧部分向内移位，跟骨的内翻没有得到完全矫正。在行肌腱转移之前，马蹄内翻足畸形复发必须通过手法和石膏治疗得到良好的矫正，石膏需要 2~3 次，每次持续 2 周。胫前肌腱转移术可防止再次复发，在正位 X 线片上矫正跟距角（Laaveg 和 Ponseti，1980），同时肌腱转移术极大地减少了内侧软组织松解手术的必要。

沿胫前肌腱走行从踝以下到第一楔骨做长 4~5cm 的切口，纵行切开腱鞘和下伸肌支持带，从靠近第一楔骨及第一跖骨附丽点处切断胫前肌腱。肌腱远端用 Kocher 钳夹持，将胫前肌腱从腱鞘里面提出来拉到尚完整的上伸肌支持带下方的

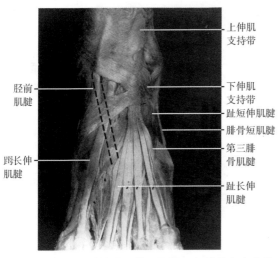

上伸肌支持带

下伸肌支持带

趾短伸肌腱

腓骨短肌腱

第三腓骨肌腱

趾长伸肌腱

胫前肌腱

𧿹长伸肌腱

图 7-10 胫前肌腱转移至第三楔骨。肌腱保留在完整的上支持带下方

源自 R. Cosentino，1960. Atlas of anatomy and surgical approaches in orthopaedic surgery. Charles C. Thomas，Springfield，IL

腔室。以第三楔骨为中心在足背另做一长 2cm 的切口。第三楔骨位于趾短伸肌下方，通过向外牵开趾长伸肌，肌腱就可以将其暴露出来。第三楔骨可以通过触摸其与第三跖骨形成的关节来定位，第三跖骨可以通过屈伸第三跖骨扣及。通过第三楔骨中心从足背向跖侧钻一 1/4 英寸的骨洞。胫前肌腱腱性部分经皮下转到第 2 个切口，胫前肌腱的断端用 2 枚 Keith 针和强力线采用 Bunnell 法缝合固定，用 Keith 针将肌腱穿过骨洞引至足的跖侧，固定在一块橡胶泡沫和一枚纽扣上（图 7-10 和图 7-11）。

避免胫前肌腱转位后在踝关节前方绷得像弓弦一样，肌腱必须保留在上伸肌支持带深面。为了获得拉直的力线，伸肌支持带腔室的外侧可以切开一小段。从足趾到腹股沟（大腿上段），用石膏固定四周，足维持在中立位，膝关节屈曲 90°（图 7-5 和图 7-12）。

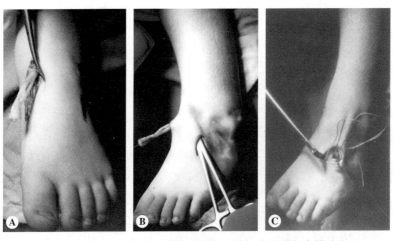

图 7-11 胫前肌腱转移至第三楔骨（详细步骤见文字描述）

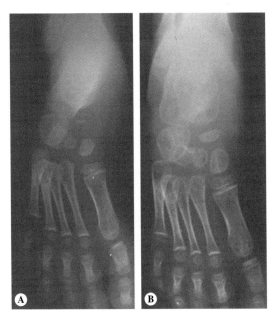

图 7-12　一名 4 岁男孩的足部前后位 X 线片。（A）行胫前肌腱转移至第三楔骨术前，
　　　　（B）行胫前肌腱转移至第三楔骨术后 6 个月，跟距角得到改善

7.7.2　韧带和关节

　　马蹄内翻足，如果早期采用适当的手法和石膏治疗，应该极少需要行韧带
和关节的手术。除了延误治疗的马蹄内翻足或医源性畸形的患儿，极少数畸形
严重的患儿无法行手法治疗，而需要行关节松解术。患儿 2～3 岁之前，不建议
行这类手术治疗。在采用根治性的足部手术之前，应采用手法和石膏治疗，尽
可能获得最大程度的畸形矫正，如前所述，这类根治性手术可引起足部僵硬、
无力或疼痛。

　　由于关节面的不匹配和骨骼形状的改变，无法达到完美的解剖复位，为了
获得骨骼的良好排列关系，仅需切断非常紧的韧带。如前文所述，矫正足跟内
翻和骰骨内侧成角畸形并不需要完全复位严重内移的舟骨。如果跟骨力线尚好，
不建议尝试完全复位内移的舟骨，因为这需要广泛松解中足，有时可能出现令
人沮丧的结果，如舟骨半脱位或全脱位和深面的瘢痕。Le Noir（1966）和 Simons
（1994）提出，一些患儿有严重的骰骨内侧半脱位，需要手术复位。最初由我治
疗的患儿，除了一例患儿胫后肌腱的一大束附丽在骰骨上，其他均不需要手术
治疗来复位骰骨。

　　三角韧带的浅层纤维、胫舟韧带、距舟韧带、跟舟跖侧韧带、踝关节和距下

关节后方韧带需要经后内侧切口予以松解（图7-13）。当需要延长胫后肌腱时，可以采用 Coleman（1987）描述的方法，即将离断的肌腱缝合于残留在舟骨上的胫舟韧带瓣上。很少需要延长趾长屈肌腱，因为肌肉会被逐渐牵伸延长。足部外侧韧带和距跟骨间韧带通常不是很紧，不应该切断（图7-14）。为了避免过度矫正，行关节松解术时不应将胫前肌腱转移到足背侧。

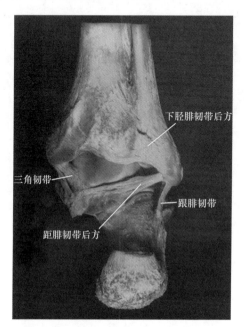

图7-13 后内侧松解手术切断韧带后踝关节和距下关节的后面观

源自 R. Cosentino，1960. Atlas of anatomy and surgical approaches in orthopaedic surgery. Charles C. Thomas，Springfield，IL.

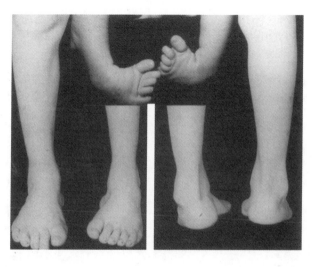

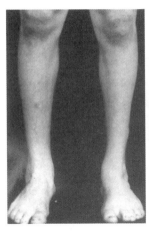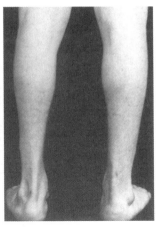

图 7-14　双侧马蹄内翻足，男性患者，左侧畸形较重，治疗方法如图 7-6D 所示。本图上方的图片显示的是治疗前的双足畸形情况及 8 岁时双足畸形复发的情况。下方的图片和图 7-6D 中的 X 线影像显示的是 19 岁时双足的情况。双足力线恢复良好。左足采用后内侧松解术治疗，术后较右足僵硬，且长距离行走时有疼痛感。患者 32 岁时，因左足疼痛加重，无法进行体力劳动。36 岁时，他为县里开维修车

前足畸形一般不僵硬，容易通过手法得到矫正，因此应该不需要手术矫正前足内收畸形。严重的畸形可以通过跖骨截骨术进行矫正，但是绝不能在 Lisfranc 线行关节囊切开术（Stark，et al.，1987）。有时，针对僵硬的高弓足畸形，需要行经皮跖筋膜切断术。如下文所述，对于踇趾仰趾畸形，可以将踇长伸肌转移至第一跖骨颈部来矫正。

7.7.3　骨骼

针对马蹄内翻足的治疗，如果正确采用手法和石膏治疗方法，则不需要采用截骨术或足外侧骨楔形切除术。

7.7.3.1　高弓内翻

高弓内翻足是马蹄内翻足畸形治疗不当或复发后的残留畸形，其表现为前足旋前、跗骨存在一定程度的内翻畸形，足弓较高，跖筋膜和足底肌肉短缩。这种畸形通常是在初始治疗阶段错误地将前足扭转到旋前位导致的。弓形足在出生时可能较轻微，但当前足在石膏内固定于旋前位时，该畸形会逐渐加重。而且，足跟会保持内翻，因为足旋前时不能翻转跟骨，除非中足和跟骨极度外展。足跟处

于内翻位，当患儿开始行走时，弓形足畸形便会逐渐加重。

后足与前足之间的相对运动主要发生在 Lisfranc 线。位于第一楔骨和第三楔骨之间的第二跖骨基底部呈楔形，因此可以随中-后足运动。前足绕第二跖骨做旋前和旋后运动。高弓内翻足畸形中，后足内翻引起第二跖骨内倾。当站立和行走时，第一跖骨必须跖屈，而外侧跖骨则必须背伸才能贴附地面。跖筋膜因为维持第一跖骨处于跖屈位而增厚、变短。如果足部残留有内收畸形，患儿在行走时为了避免被绊倒，下肢会处于外旋位，因而使距骨也处于同一方向，这样会反过来加重足跟内翻。强有力的后距腓韧带在这里发挥重要作用，即 Huson 所称"显著的距骨小腿传动机制"（译者注：原文为"this remarkable mechanism of talocrural transmission"）（Huson，1991）。所有这些相互关联的运动形成一个恶性循环，使畸形进一步加重。

矫正马蹄内翻足的高弓内翻畸形要切断跖筋膜、矫正第一跖骨屈曲和跗骨旋后畸形。Steindler 在 1920 年报道了跖筋膜松解术，并再三强调，如果在松解跖筋膜的同时不进行其他畸形的矫正，足高弓畸形会在术后复发。

针对小于 6～7 岁的高弓内翻残留畸形患儿，当距下关节活动度正常时，可以采用以下方法进行治疗：手法矫正，2～3 次石膏，每次固定 2 周，经皮跖筋膜切断，胫前肌腱转移至第三楔骨。有残留马蹄畸形时，可能需要行经皮跟腱切断术。对于严重的高弓足畸形，需将踇长伸肌腱远端切断后与踇短伸肌腱缝合，踇长伸肌近端转移至第一跖骨干。应用足趾到腹股沟的石膏固定足于矫正位置，维持5 周。

年龄较大的患儿，跗骨和高弓畸形变得更为僵硬。采用 Coleman（1987）外侧木块试验判断足跟内翻是否可以矫正非常重要。将 2～3cm 高的木块放在足底外侧，第一跖骨头就可以接触地面，前足处于旋前位。如果后足内翻不僵硬，那么后足内翻畸形就可以矫正，足跟不再处于内翻位。当采用 Coleman 试验，足跟内翻畸形矫正至中立位 5° 以内时，高弓内翻畸形最好通过 Reginald R. Cooper 提出的系列方法矫正，具体如下。

（1）经皮切断紧张的跖筋膜。

（2）第一跖骨基底部背外侧楔形截去一小块骨块，注意不要损伤生长板。

（3）在跖趾关节水平切断踇长伸肌腱，将切断的肌腱远端缝合至踇短伸肌腱，切断的肌腱近端穿过在第一跖骨干部钻出的骨隧道并固定，当需要固定截骨部位时，可用强大的张力将这个肌腱近端做固定，以维持在第一跖骨背屈、旋后（内倾）之后所获得的良好力线。

（4）通过一个小的外侧切口，在足底部位切断腓骨长肌腱，在保持张力的情况下将其缝合于腓骨短肌腱。

（5）如果胫前肌腱有强有力的旋后力量，则将其转移至第三楔骨。

（6）为了矫正残留的马蹄畸形，必要时需要延长跟腱。

（7）使用从足趾到腹股沟的石膏将膝关节维持在轻度屈曲位、足部位于矫正后的位置，固定 6 周。如果没有延长跟腱或没有进行胫前肌腱转移术，使用膝下石膏就可以。

少数病例的第二跖骨头下方形成胼胝，建议从第二跖骨基底部和第一跖骨处背侧切除楔形骨块。如 Dwyer 所述，根据 Cooper 医师的经验，只有一种病例适合做跟骨外侧闭合楔形截骨术。大部分病例不需要采用此手术，因为正常的步态允许有一定程度的足跟内翻。Cooper 的治疗方案，经过 30 年以上的长期随访证实，其结果令人满意。这些结果将由 Cooper 医师报道（图 7-15）。

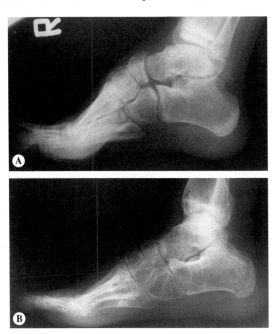

图 7-15　13 岁女孩，右足侧位 X 线影像，该患儿患有先天性马蹄内翻足和关节挛缩症，累及双足和左手。医师在该患儿 4 日龄时就采用了手法和石膏治疗，每周更换 1 次，持续 6 周；4 月龄时又治疗了 6 周；18 月龄时再次进行治疗，同时行跟腱延长。患儿 3 岁时行足内侧松解术，6 岁时复发，再次手术治疗。右足出现高弓内翻足畸形。图 A 是该患儿在 13 岁时采用 Cooper 方案治疗高弓、内翻畸形前的影像资料；图 B 是采用 Cooper 方案治疗高弓、内翻畸形后的影像资料（治疗方法如文中所述）。术后 6 年随访发现，畸形没有复发，患儿行走良好

7.7.3.2　三关节融合术

三关节融合术是一种挽救性的治疗方案，针对 9～10 岁僵硬的高弓内翻足畸

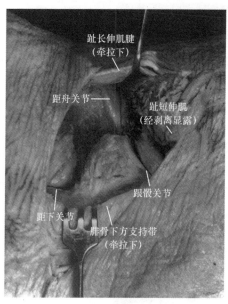

图 7-16　手术暴露后足各关节（详细步骤见文中描述）

源自 R. Cosentino，1960.Atlas of anatomy and surgical approaches in orthopaedic surgery. Charles C. Thomas，Springfield，IL

形患儿。这些患儿足底外侧有较大的胼胝形成，尤其是在第五跖骨基底部下方，也常见于第一跖骨头底部。踝关节活动正常而跗间关节旋后僵硬，是三关节融合术的适应证。

手术采用外侧切口，切口从外踝尖延伸到第四跖骨基底部。切开皮肤、皮下组织和伸肌下支持带的一部分。腓肠神经和肌皮神经束予以保留，将其和深筋膜一起牵开，暴露趾短伸肌。将该肌肉从跟骨分离，向前翻转。将第三腓骨肌和趾长伸肌腱向前牵拉。将腓骨肌下支持带和腓骨肌腱向下牵拉。剥离关节囊后，跟骰关节和距舟关节可以清楚地暴露（图 7-16）。利用锋利的骨刀将这些关节的关节面软骨移除，同时尽量保留软骨下骨。去除距舟关节的所有软骨，这样有助于在提起关节囊时，Kocher 牵开器更容易地沿着关节边缘通过。Kocher 牵开器这时插入后距跟关节的外侧和后侧边缘周围，剥离关节囊附丽，完全暴露关节。利用锋利的骨刀将软骨和极少量的软骨下骨去除。将跟骨和距骨分离，完全切除距跟韧带。去除距跟关节内侧软骨，仔细操作，不要损伤载距突和足内侧的神经血管和肌腱等结构。不必行内侧切口。

仅仅切除三关节的关节软骨和极少量的软骨下骨，以便于舟骨、骰骨和跟骨向外移和外展，从而矫正足跟内翻和跗骨旋后。不需要内固定，足部在矫正后的位置保持稳定。将趾短伸肌缝到腓骨肌下支持带，之后逐层关闭切口。利用短腿管型石膏将足固定于中立位 4 周，其间患足不要负重。之后更换为塑形良好的行走石膏，继续固定 6 周（图 7-17）。

矫正后足内翻畸形不需要行楔形截骨术。当正确实施三关节融合术时，需要清楚了解马蹄内翻足的足跟内翻和足旋后在不同年龄段应如何进行矫正。绝大部分骨科专业书籍介绍的技术错误如下：截除跗中和距下关节外侧的楔形骨块，外展足部和外翻跟骨来闭合截骨留下的间隙，使用骨钉来维持获得的矫形。这种错误的操作会使人误认为足跟内翻可以通过外翻跟骨而不是在距骨下方外展跟骨（外旋）来矫正。这种错误的操作还会使人误认为，后足内翻可以通过在 Chopart 线部位外翻中足来矫正，而不是在距骨头前方外移舟骨、在外展的跟骨前方外移

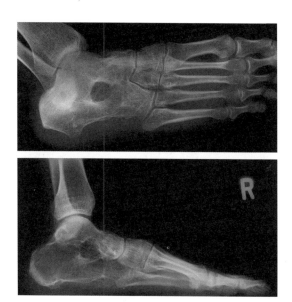

图 7-17　右足 X 线片，37 岁男性，脑瘫患者，14 岁时接受三关节融合术以矫正马蹄内翻足
畸形

骰骨来矫正。甚至直到今天，这种错误的认识仍影响着医师正确运用三关节融合
术和成功采用手法治疗马蹄内翻足畸形。

如前文所述，为了三关节融合术后高弓畸形得以矫正，在第一跖骨基底部背
侧行楔形截骨，将鉧长伸肌转移至第一跖骨。

很少需要采用胫骨截骨术来内旋或外旋足部。

7.7.3.3　距骨切除

距骨切除术适用于以下情况：行广泛的跗骨松解术后，僵硬的马蹄内翻足畸
形再次复发且踝关节几乎完全丧失活动度。1～6 岁的患儿行该手术治疗可获得满
意的疗效。对于马蹄内翻足畸形非常严重、合并关节挛缩或脊髓脊膜膨出而致下
肢肌力减弱或丧失的患者，距骨切除可以作为首选的手术方案。在行距骨切除术
之前，患者应通过每周手法和石膏治疗尽可能改善足部力线，这个过程不超过 2～
3 个月。

距骨切除术是一种安全的手术方案，因为该手术可对后足完成减压，在矫正
旋后和马蹄畸形的同时，不对神经血管产生牵张。将足后推，这样足跟被迫进入
正常的、位于后部的突起位置而得以稳定。这个手术可以将足放平，在踝穴和距
下足底板前侧之间形成活动度很小的关节。足部功能正常且无痛。畸形很少复发
（Menelaus，1971）。

　　距骨切除术的手术入路和三关节融合术相同。因为舟骨和跟骨极度内收，所以距骨头向外侧突出。使用肌腱剪将附丽在距骨的所有韧带和关节囊剪断，避免损伤邻近关节的关节软骨。利用大巾钳抓持距骨，将足置于内翻旋后位，这样在分离显露时可以清楚地看到后侧和内侧的韧带结构。应将三角韧带、弹簧韧带（译者注：跟舟跖侧韧带）、踝关节后方韧带和外踝尖切除，以便于足部后移。跟骨的前上方关节面应坐进踝穴。将生长板以下的外踝外侧面进行修整，使踝关节变窄，以利于患儿穿鞋。用一枚施氏（Steinman）针通过跟骨向上打入直至胫骨，以维持足部相对胫骨靠后的合适位置。

　　短腿石膏将足部固定于轻度跖屈位。4 周后拆除石膏，拔出施氏针，之后换成塑形良好的行走石膏固定 6 周。石膏拆除后，佩戴 6 个月塑形良好的腿部支具，以防止畸形复发。

参 考 文 献

Aronson, J. and Puskarich, C.L. (1990). Deformity and disability from treated clubfoot J. Pediatr. Orthop., 10, 109.

Attlee, J.L. (1868). A practical manual of the treatment of clubfeet. Appleton, New York. 1868.

Browne, D. (1934). Talipes equinovarus. Lancer., 2, 969.

Carroll, N.C. (1987). Congenital clubfoot. Pathoanatomy and treatment. Instructional Course Lectures., 36, 117.

Coleman, S.S. (1987). Complex foot deformities in children. Lea & Febiger, Philadelphia.

Cummings, R. J., Hay, R. M., McCluskey, W. P., Mazur, J. M., and Lovell, W. W. (1994). Can clubfeet be evaluated accurately and reproducibly? In The clubfoot. (ed. G. W. Simons), Springer-Verlag, New York.

Dimeglio, A. (1977). Le traitement chirurgicale du pied bot varus equin. Encyclopedie medico chirurgicale. Tome Techniques Chirurgicales, Paris.

Epeldegui, T. (1993). Couceptos y controversias sobre el pie zambo. Vincente ed, Madrid.

Huson, A. (1961). Een outleed kundig functioneel Ouderzoek van der Voetwortel (An anatomical and functional study of the tarsus). PhD dissertation, Leiden University.

Huson, A. (1991). Functional anatomy of the foot. In Disorders of the foot and ankle (2nd edn), (ed. J.H. Jahss), Vol. 1. W.B. Saunders, Philadelphia.

Hutchins, P.M., Foster, B.K., Paterson, D.C., and Cole, E.A. (1985). The long term results of early surgical release in clubfeet. J. Bone Joint Surg., 67B, 791.

Hutchins, P.M., Rambick, D., Comacchio, L., and Paterson, D.C. (1986). Tibiofibular torsion in normal and treated clubfoot populations. J. Pediatr. Orthop., 6, 452.

Inman, V.T. (1976). Inman's joints of the ankle. Williams & Wilkins, Baltimore.

Ionasescu, V., Maynard, J.A., Ponseti. I.V., and Zellweger, H. (1974). The role of collagen in the pathogenesis of idiopathic clubfoot. Biochemical and electron microscopic correlations. Helv. Paediat. Acta., 29, 305.

Ippolito, E., Farsetti, P., Caterini, R., and Tudisco, C.(2003). Long-term comparative results in patients with congenital clubfoot treated with two different protocols. J. B Joint Surg., 85A, 1286.

Kite, J.H. (1930). Non-operative treatment of congenital clubfeet. Southern Med. J., 23, 337.

Kite, J.H. (1964). The clubfoot. Grune & Stratton, New York and London.

Kite, J.H. (1963). Some suggestions on the treatment of clubfoot by casts. AAOS Instructional Course Lecture. J. Bone Joint Surg., 45A, 406.

Krishna, M., Evans, R., Taylor, J.F., and Theis. J.C. (1991). Tibial torsion measured by ultrasound in children with talipes equinovarus. J. Bone Joint Surg., 73B, 207.

Laaveg. S.J. and Ponseti, I.V.（1980）. Long-term results of treatment of congenital clubfeet. J. Bone Joint Surg., 62A, 23.

Le Noir, J.L.（1966）. Congenital idiopathic talipes. Charles C. Thomas, Springfield, IL.

Menelaus, M.B.（1971）. Talectomy for equinovarus deformity in arthrogryposis and spina bifida. J. Bone Joint Surg., 53B, 468.

Neil. H.（1825）. A practical manual of the treatment of clubfeet. Appleton, New York.

Rose, G.K., Welton, E.A., and Marshall. T.（1985）. The diagnosis of flat foot in the child. J. Bone Joint Surg., 67B, 71.

Sayre, L.A.（1875）. A practical manual of the treatment of clubfeet. Appleton.（ed.）New York.

Stark, J.G., Johanson, J.E., and Winter, R.B.（1987）. The Heyman-Herndon tarsometatarsal capsulotomy for metatarsus adductus: results in 48 feet. J. Pediatr. Orthop., 7, 305.

Swann, M.L., Lloyd-Roberts, G.C., and Catterall. A.（1969）. The anatomy of uncorrected clubfeet. A study of rotation deformity. J. Bone Joint Surg., 51B, 263.

Steindler, A.（1920）. Stripping of the os calcis. J. Orthop. Surg., 2, 8.

Steindler, A.（1951）. Postgraduate lectures on orthopaedic diagnosis and indications. Charles C. Thomas, Springfield, IL.

第8章 畸形复发

无论采用何种治疗方法，马蹄内翻足都有顽固的复发趋势。人们错误地认为，复发的原因是畸形没有被完全矫正。实际上，复发是由与引起初始畸形同样的病理机制所致。伴有小腿肌肉发育小的僵硬、重度马蹄内翻足比畸形不太严重的病例更容易复发。除非坚持佩戴支具，早产儿往往复发速度很快，随着年龄增大，复发趋势变缓。无论畸形完全还是部分矫正，5岁以后复发少见，7岁以后更少见。

如前文所述，畸形矫正后佩戴支具是我们治疗中必不可少的一部分，即选用合脚的鞋子（图7-8），外旋位固定于连杆，夜间穿戴3～4年。严重程度类似的病例中，患儿合作、家长负责且严格地遵循治疗流程的病例更不易复发。大约50%的复发出现在放弃支具2～4个月以后，通常是由于家庭自行放弃，如家长看到患儿行走时足外观正常，孩子拒绝继续夜间佩戴支具时，家长便做出让步。

我们采用这一方法治疗的最初20年，大约50%的患儿复发，年龄为10个月至5岁，平均2.5岁（Ponseti和Smoley，1983）。最近20年，自从家长意识到矫正后佩戴夜间支具的重要性，畸形复发很少发生。

复发表现为轻度马蹄和足跟内翻畸形，通常不伴有前足内收增加和高弓畸形。我们的大多数病例，前足维持持续的矫正。复发病例中，不到1/4的病例前足内收小于20°。此时采用手法和2～3次石膏畸形即可容易地得到矫正。我仅遇到2例复发病例，其前足内收畸形严重。通过在Lisfranc（跗跖）线松解关节囊，畸形得到矫正，但这样的手术可引起成年后足部僵硬和疼痛，其他作者也有类似报道（Stark，et al.，1987）。

高弓畸形复发通常轻微，采用手法和石膏矫正并在第一跖骨头向上施加压力，效果良好。极少病例（仅6%）需要行经皮跖腱膜切断。矫正第一跖骨重度跖屈畸形时，如果需要，可将踇长伸肌腱后移至第一跖骨颈。

更为重要的是，后足复发与踝关节后内侧、跗间韧带和肌肉–肌腱单元的牵拉有关，与引起初始畸形的病理机制相同（详见第5章，发病机制）。然而，手术治疗的马蹄内翻足，即使部分挛缩的韧带被切除、肌腱被延长，也常出现畸形复发（Goldner和Fitch，1994），很可能是由于手术瘢痕的牵拉和持续的肌肉纤维化。

一般情况下，初始畸形可以通过4～6周的手法和使用石膏来矫正，每周更换石膏，将足维持在最大外展位，并且使踝关节尽量背伸。这样治疗之后，如果踝关节背伸小于15°，需行跟腱切断。最后一次石膏需要维持3～4周。拆除石膏时，需要夜间佩戴外旋位固定在连杆上的矫形鞋，直至患儿 4 岁左右。

为预防进一步复发，如果胫前肌使足旋后的力量过强，在 2.5 岁前后，可将胫前肌腱转移至第三楔骨。这一旋后畸形通常发生在舟骨内移未完全矫正和正位片上跟距角小于 20° 的情况。胫前肌外移可以防止复发，维持足跟内翻的矫正，改善正位片上的跟距角，从而大大降低对内侧松解手术的需要。胫前肌外移术较为简单，相比跗间关节松解而言，对足的损伤较小。胫前肌外移时不应该劈开肌腱，以免降低它的外翻力量；也不能转移至第五跖骨或骰骨，以免使足过度外翻，导致严重的旋前和跟骨外翻。

以下是两个示例。

示例一：7 月龄早产女婴，双侧马蹄内翻足，1 个月内通过手法和 4 次石膏矫正。最后一次石膏拆除时，没有适合小脚丫的鞋子供支具治疗（图 8-1A～C）。我们让患儿母亲 1 周后带患儿回医院穿定做的鞋。令人惊讶的是，畸形几乎复发到初始的程度（图 8-1D 和 E）。这次通过手法和 3 次石膏矫正，矫正后使用支具，家长 1 周后放弃。3 个月后畸形再次复发，右足轻度、左足有 20° 的旋后畸形。尽管形态上不太严重，但这次复发时足更僵硬。因此，复发速度在生后数周内快速下降。双足再次通过手法和 3 次石膏矫正。这次，家长坚持全天使用支具 2 个月，之后仅夜间佩戴。14 月龄时，足外观正常，患儿步态良好（图 8-1F 和 G）。她需要再坚持夜间佩戴支具至少 1 年。

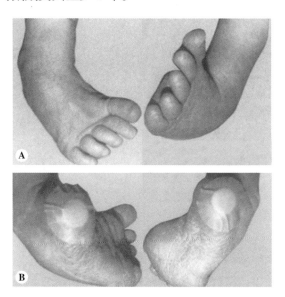

图 8-1A 和图 8-1B 7 月龄早产儿女婴，双侧马蹄内翻足

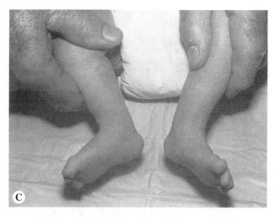

图 8-1C 畸形通过 4 周手法和石膏矫正。治疗后没有使用支具

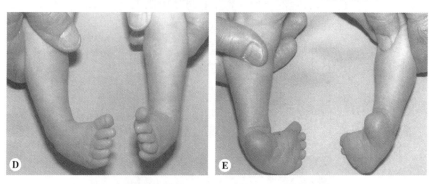

图 8-1D 和图 8-1E 1 周后畸形复发

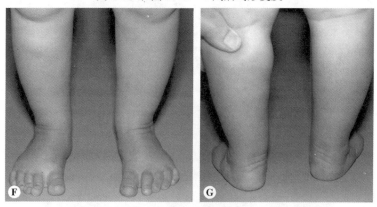

图 8-1F 和图 8-1G 14 月龄时，双足外观正常，行走良好

　　示例二：1 月龄男婴，双侧重度马蹄内翻足，经过 2.5 个月的治疗，畸形得以矫正，使用石膏 7 次并行跟腱切断手术（图 8-2A 和 B）。全天佩戴支具 3 个月，夜间佩戴 4 年。5 岁时，双足保持良好畸形矫正（图 8-2C）。2 年后再次随访，双足畸形复发（图 8-2D）。右足复发严重，经过 3 次长腿石膏（从足趾到腹股沟）

和胫前肌外移至第三楔骨，畸形得以矫正。左足复发不那么严重，通过 3 次石膏矫正（图 8-2E）。35 岁时，双足能踏平，没有疼痛，功能良好。

左足足跟内翻 5°，足弓较右侧高（图 8-2F～I）。右侧跟距角 16°，左侧 14°。舟骨轻度内移，右侧稍重。

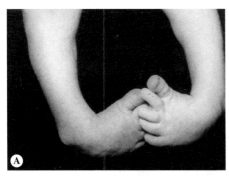
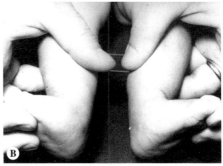

图 8-2A 和图 8-2B　1 月龄婴儿，马蹄内翻足（图 A），2.5 个月后畸形得到矫正（图 B）

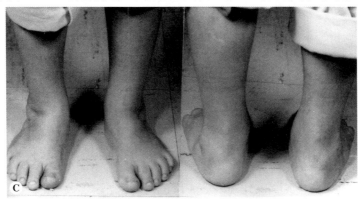

图 8-2C　5 岁时，双足维持良好矫正

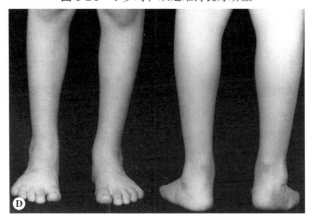

图 8-2D　7 岁时，双足畸形复发，治疗详见正文描述

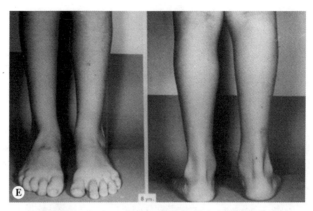

图 8-2E　8 岁时，双足维持良好矫正

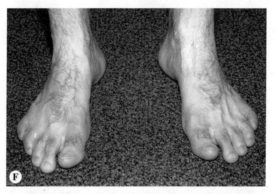

图 8-2F　35 岁时，双足能踏平，无疼痛，功能良好

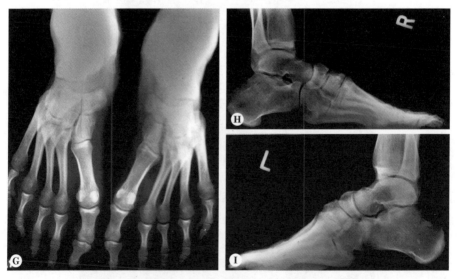

图 8-2G、图 8-2H 和图 8-2I　双足正侧位 X 线片显示，左足高弓，跟距角小于正常。正位 X
线片上，第一楔骨与第一跖骨之间的关节面向内后侧倾斜。关节间隙宽度正常

参 考 文 献

Goldner, J.L. and Fitch, R.D.（1994）. Classification and evaluation of congenital talipes equinovarus. In, The clubfoot, （ ed. G.W. Simons）. Springer-Verlag, New York.

Ponseti, I.V. and Smoley, E.N.（1983）. Congenital club foot: the results of treatment. J. Bone Joint Surg., 45A, 261.

Stark, J.G., Johanson, J.E., and Winter, R.B.（1987）. The Heyman-Herndon tarsometatarsal capsulotomy for metatarsus adductus: results in 48 patients. J. Pediatr. Orthop., 7, 305.

第 9 章 治 疗 效 果

对马蹄内翻足治疗的功能结果评估需要随访至成年。青春期前的随访研究结果并不是很有意义，因为足有缺陷时患儿往往不会有主诉，且其耐受力和活力是无限的。儿童对关节僵硬和肌肉无力所带来的功能受限也不像成年人那样感受明显。在畸形仍易复发的阶段，即至少 5 岁之前，不能进行临床结果评估。

我们对一大批从婴儿时期就开始由我们治疗的严重马蹄内翻足病例进行了研究，并对其进行了 4 次评估。随访资料中，包括那些需要打 4 次或更多次的石膏来进行矫正的马蹄内翻足病例，而没有包括轻度足部畸形的病例。研究中包括了一部分参与全部 4 次评估的患儿，而没有再回到爱荷华城（译者注：Iowa City，Iowa State，USA）进行评估的患儿则没有包含在内。

我和 Eugene N. Smoley 对 1948~1956 年接受治疗患儿的首次评估发表于1963 年。1948~1956 年，我们治疗了 286 例在其他方面均正常的马蹄内翻足患儿。我们的研究中排除了 149 名最初在其他诊所接受治疗，然后被推荐到我们这里进行进一步的矫正的患儿；同时也排除了 46 名轻度畸形的患儿，他们经过简单的手法及 1~3 次石膏矫正即完成了治疗。在剩余的 91 例未治疗的、严重马蹄内翻足患儿中，有 24 例失访。最终能够评估的 67 例患儿总计 94 只患足。这些患儿的起始治疗年龄为 1 周到 6 月龄不等，平均为 1 月龄。包括各种不同僵硬程度的畸形。为了矫正马蹄内翻足的各个畸形因素，经过 5~12 周（平均 9.5 周），进行了 5~10 次（平均 7.6 次）的石膏矫正。94 只患足中，有 74 足接受了经皮跟腱切断治疗。所有患儿分别在治疗前、拆除最后一次石膏后和最后一次临床评估前拍摄了前后位和侧位的 X 线片及外观照片。最后一次临床评估是在初次治疗后的第 5~13 年。

共有 53 足（56%）出现一次或多次复发并接受了进一步的治疗。18 足出现了马蹄畸形复发，其中 8 足在初次治疗中做了跟腱切断术。这些复发病例中，10 足进行了第 2 次经皮跟腱切断治疗，8 足进行了正规的跟腱延长手术。出现第 2 次或第 3 次复发后，39 足进行了胫前肌腱转移至足背外侧的手术，其中 30 足的手术是成功的，但有 9 足术后仍残留 1°~10°的足跟内翻。有 9 只患足经胫前肌腱外移手术矫正足跟内翻畸形治疗后失败，这些失败归结于手术中的失误（断针、丝线缝针松脱、肌腱附着点定位错误）。其中，6 足出现第一跖骨过度跖屈或者第一趾翘起（仰趾），3 足发生在肌腱转移手术之前，另 3 足发生在肌腱转移手术之后。另有 3 足接受了内侧松解手术，其中 1 足是在第 2 次复发之后，2 足是在第 3 次复发之后。

6 足复发出现高弓畸形，其中 3 足做了经皮跖筋膜切断术，另外 3 足将踇长伸肌腱转移至第一跖骨的颈部。1 足出现了严重的前足内收畸形复发，在 Lisfranc 线处做了关节囊切开手术，结果术后出现了严重的足部僵硬。

94 只患足中，有 67 足（71%）在临床和影像学上都得到了很好的矫正，26 足残留有 0～10° 的足跟内翻，以及踝关节背屈仅 0～10°。1 足的结果较差，有 12° 的足跟内翻和 22° 的前足内收。所有患儿都没有疼痛，并都能自主踮脚行走。

我和 Jerónimo Campos 医师（Ponseti 和 Jerónimo Campos，1972）的第二项研究报道了马蹄内翻足治疗的进一步研究结果，主要是关于胫前肌腱外移对维持矫正效果的影响。我们对 9～20 岁（平均 16 岁）的 34 名患儿进行了临床检查和影像学评估。手术总计 58 足，其中 43 足胫前肌腱外移至第三楔骨，15 足外移至骰骨。肌腱转移至骰骨的，有 10 足出现过度矫正，其中 2 足出现严重的平足外翻畸形，其肌腱需要再次手术转移至第二楔骨，除此之外还做了 Grice 骨块（译者注：原文为"Grice bone block"）距下关节制动术（Grice，1952）。在肌腱转移至第三楔骨的 43 足中，4 足在肌腱转移后的 1～3 年出现了持续的旋后畸形，接受了内侧软组织松解，其中 1 足在 10 年后接受了三关节融合手术。33 足外观良好，15 足有小于 10° 的足跟内翻，10 足有小于 10°的足跟外翻。除 3 足存在 10° ～20° 的前足内收，其余前足均获得良好矫正。12 足观察到有踇趾上翘（仰趾）畸形的趋势。患儿均无疼痛感或主诉足部不适。他们中的大多数都能参与高中的体育比赛。所有人都能自主踮脚行走。一部分经内侧软组织松解治疗的足有关节僵硬和肌肉无力的表现。

Sterling J. Laaveg 在我的指导下完成了第三项研究，该研究纳入了经过治疗的 70 例马蹄内翻足患儿的 104 只患足，随访 10～27 年，其结果发表于 1980 年。我们选择了那些首诊小于 6 个月且没有在其他地方做过前期治疗的患儿，平均随访年龄为 18.8 岁。其目的在于明确我们的治疗是否给患儿带来功能良好的、无痛的足。我们将患儿对马蹄内翻足治疗后的外形和功能的看法，与治疗方法和 X 线检查结果这两方面联系起来进行分析。

104 足中，13 足仅接受了手法和石膏矫正；42 足接受了石膏矫正和跟腱延长术（其中 93%是在局部麻醉下做的经皮跟腱切断术）；48 足行胫前肌腱转移至第三楔骨手术；1 足是将胫后肌腱经骨间膜转移至足背部。在行胫前肌腱转移的 48 足中，2 足没有同时做其他手术；29 足同时做了跟腱延长术；17 足同时还做了其他手术，包括将踇长伸肌腱转移至第一跖骨的颈部（10 足），跖筋膜松解术（6 足），后内侧软组织松解（4 足），踝和距下关节的后方松解（3 足），趾伸肌总腱转移至跖骨（3 足），三关节融合术（2 足）。

70 例患儿起始治疗平均年龄 6.9 周，初期治疗中石膏矫正的平均次数为 7 次，初期石膏治疗平均时间 8.6 周，总计石膏矫正（包括初期治疗和复发后的治疗）的平均次数是 9 次，夜间佩戴支具的平均时间为 49.5 个月。

55 足（53%）没有复发，49 足（47%）第 1 次复发的平均年龄为 39 月龄，25 足第 2 次复发的平均年龄为 53 月龄，10 足第 3 次复发的平均年龄为 63 月龄，3 足第 4 次复发的平均年龄为 77 月龄。

该研究中的患者都填写了一份问卷，询问有关他/她活动的水平、运动的参与程度、足部疼痛情况、穿鞋的问题、足的外观情况及对治疗最终结果的满意度。70 例患儿都接受了骨科及神经专科的检查，并记录了大腿、小腿、足的肌力，以及站姿、步态、足和踝关节的活动度。同时还测量了下肢的长度、小腿的周径、足的长度和宽度。用测力板分析定位双足行走时产生的地反力的位置。

拍摄患儿站立时足的正位和侧位 X 线片。正位片上，根据 Beatson 和 Pearson 方法（1966）测量跟距角，以及跟骨纵轴和第五跖骨纵轴之间的夹角。用同样方法在侧位片上测量侧位跟距角，以及第一跖骨和第五跖骨纵轴之间的夹角。按 Beatson 和 Pearson 所述，我们将正位跟距角及侧位跟距角度数相加获得跟距指数。正位片跟距角反映了足跟内翻、外翻的位置，跟骨与第五跖骨的夹角反映了跖内收的程度，侧位片上第一跖骨和第五跖骨的夹角反映了足高弓的程度。

我们将 28 名单侧马蹄内翻足畸形患儿的正常足作为对照，比较了所有正常足和马蹄内翻足之间临床和影像学上的参数。功能评分和患儿在问卷调查中所反映的对结果的满意程度均与以下因素有关：初始治疗时的年龄，石膏矫正的总次数，复发的次数，踝关节背伸程度，足旋前旋后的程度，足跟的位置，站立时前足内收的程度，正位、侧位的跟距角及跟距指数。通过 t 检验在 0.05 显著性水平时确认为显著相关。

所有单侧马蹄内翻足患儿的正常足均比患足长且宽，小腿的周径也是正常一侧大于患侧。另外，下肢的长度是一致的。双足长度的差异平均为 1.3cm，宽度的差异平均为 0.4cm，双小腿周径差异平均为 2.3cm。

设计一个针对功能结果的评分系统来进行评估，100 分表示正常足，包括疼痛评分满分为 30 分，功能和患者满意度各占 20 分，踝和足的活动度（被动活动范围）、足跟在站立和行走时的位置（步态）各占 10 分（表 9-1）。

表 9-1　马蹄内翻足功能评分系统

项目	得分
满意度（20 分）	
我对最终的结果	
（a）非常满意	20
（b）满意	16

续表

项目	得分
（c）既非满意也非不满意	12
（d）不满意	8
（e）非常不满意	4
功能（20分）	
在日常生活中，我的马蹄内翻足	
（a）不限制我的日常活动	20
（b）偶尔限制我的重体力活动	16
（c）时常限制我的重体力活动	12
（d）偶尔限制我的日常活动	8
（e）限制我的行走	4
疼痛（30分）	
我的马蹄内翻足	
（a）从不感到疼痛	30
（b）在从事重体力活动时偶感轻微疼痛	24
（c）常常仅在重体力活动时感到疼痛	18
（d）偶尔在日常活动中感到疼痛	12
（e）在行走时感到疼痛	6
站立时足跟的位置（10分）	
足跟内翻，0或足跟些许外翻	10
足跟内翻，1°～5°	5
足跟内翻，6°～10°	3
足跟内翻，>10°	0
被动活动范围（10分）	
背屈	每5°得1分（最高5分）
总的足跟内-外翻活动范围	每10°得1分（最高3分）
总的前足内-外翻范围	每25°得1分（最高2分）
步态（10分）	
正常	6
能踮脚行走	2
能足跟行走	2
跛行	−2
足跟不能着地	−2
足尖离地异常	−2

评估结果按照所得分数进行分类：90～100分为优，80～89分为良，70～79分为一般，小于70分为差。结果显示54%的足为优，20%为良，14%为一般，12%为差。

104足的功能评分平均为87.5分，标准差11.7分，最低50分，最高100分。仅经过石膏矫正治疗的足，评分平均为93.9分；经石膏矫正和跟腱延长治疗的足，评分平均为92.4分；经石膏矫正、跟腱延长和胫前肌腱转移治疗的足，评分平均为80.5分，该组评分远低于所有其他足的平均分。同预期一样，那些需要进一步治疗的僵硬的马蹄内翻足，结果往往不好。

70 例患者中，59%认为他们矫治后的足从未感到疼痛，24%的患者偶尔会在剧烈运动后感到轻微的疼痛，9%的患者偶尔会在日常生活中感到疼痛。104 足均未发现在走路时感到疼痛的，72%的患者运动不受限，18%的患者运动轻度受限，89%的患者认为他们矫正过的马蹄内翻足外形正常或接近正常，99%的患者能够穿同样尺码的正常鞋。

72%的患者对治疗的最终结果感到非常满意，19%的患者感到满意，仅 4%的患者感到不满意。

踝关节背伸的平均角度（正常足 31°，马蹄内翻足 13°）、足跟内外翻的活动度（正常足 39°，马蹄内翻足 26.8°）、前足内外翻角度（正常足 65°，马蹄内翻足 52.1°），以上几个测量结果显示治疗后的马蹄内翻足比正常足要低 1~2 个标准差。经胫前肌腱转移治疗后的足比未做肌腱转移的足在活动范围上明显要小，站立时马蹄内翻足侧足跟位置平均外翻 1°，两组之间没有明显差异。站立时跖内收平均角度为 2.8°。

70 例患者均无跛行并且可以踮脚行走。足高弓畸形 90%获得完全纠正，10%残留轻度高弓。功能评分低与踝关节背屈范围减少有关，与前足内外翻的活动范围也有关。

治疗后的马蹄内翻足在 X 线影像学上有如下表现：正位跟距角（14.5°）、侧位跟距角（20.9°）、跟距指数（36.5°）的平均值比正常足相应的平均值要低至少 1 个标准差（分别为 20°、25°、53°）。在优、良、一般、差各组功能评分中，正位跟距角平均值及跟距指数并没有明显的差异。另一方面，各组评分中侧位跟距角平均值有显著差异。正常足的侧位跟距角平均值为 33°，矫治后的马蹄内翻足中，优组为 33°，良组为 22.4°，一般组为 18.4°，差组为 17.4°。功能评分和患者满意度与足踝部的活动范围、足的外观、疼痛的程度、参与活动的水平、侧位跟距角等因素呈高度相关。

在 Richard A. Brand 博士的指导下，在骨科生物力学实验室，我们应用测力板分析比较了正常受试者的足和治疗后马蹄内翻足的压力中心轨迹的位置，即行走过程中足底垂直地反力的位置（Brand，et al.，1981）。我们从我和 Laaveg 研究的这组患者中随机抽取了 44 例患者，年龄为 13~26 岁（平均 20.6 岁）。在步行过程中，以 Kistler 压电测力板确定压力中心轨迹。该装置与一台 PDP-12 电脑连接，一起确立垂直方向地反力的位置。Harris 足垫置于测力板上，指导受试者光脚自如地走过测力台。正常受试者的压力中心轨迹与不同功能评级的经治马蹄内翻足的压力中心轨迹是重叠的。我们也绘制了那些侧位跟距角（平均 16°）最小和正位跟距角（平均 7°）最小的受试者的压力中心轨迹。

我们对正常成人的研究表明，足底接触面的形状是相当稳定的，同时证实了先前的观察, 即正常足的压力中心轨迹是相当一致的。所有矫治过的马蹄内翻足均能踏平, 足底的接触面积比正常足要宽, 但马蹄内翻足的压力中心轨迹一般并不比正常受试者更接近足底的侧方。这些患者都没有马蹄内翻足侧呈内翻行走的倾向, 足底外侧也没有胼胝。在各个不同的组中, 功能评分越低, 压力中心轨迹的变化越大。但是, 在各个功能分组中, 有一部分患者的轨迹看起来几乎是正常的, 这就表明中心压力轨迹并不总能区分正常足和治疗过的足 (图 9-1)。马蹄内翻足患者行走开始时的足跟着地通常不会像正常人那样靠后, 这可能是由踝关节背屈活动受限造成的。

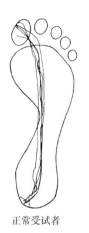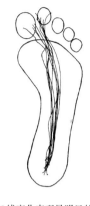

正常受试者　　　　　　X 线变化表现最明显的
马蹄内翻足患者

图 9-1 正常人与 X 线变化表现最明显的马蹄内翻足患者的压力中心轨迹

测量正位或侧位跟距角所获得的影像学结果与压力中心轨迹之间似乎没有相关性 (图 9-1)。测量压力中心轨迹来评估所有能踏平的足不够敏感, 用以区分治疗后患者之间的差异价值也不大, 有时甚至不能区分患者和正常人之间的差异。然而, 我们没有机会对患有严重残余畸形的成年人进行研究, 在这些患者中, 压力中心轨迹可能明显异常。压力中心轨迹测量方法不能清楚地区分不同功能评分的患者, 确实与这样的事实有关, 即我们所有患者均功能良好。

由 Douglas M. Cooper 和 Frederick R. Dietz 医师在 1992～1993 年主导完成的第四项研究 (Cooper 和 Dietz, 1995) 联系了 1950～1967 年在我处治疗过的马蹄内翻足患者。这些患者回到诊所进行了全面的评估, 共 45 例患者, 26 例为单侧马蹄内翻足, 19 例为双侧马蹄内翻足 (总计 71 足), 年龄为 25～42 岁 (平均 34 岁)。71 只患足中, 有 30 足做过胫前肌腱移位手术。有 17 例患者在 20 世纪 70 年代后期曾由我和 Laaveg 医师进行过评估。

这些患者被要求填写一份关于询问他们的职业、教育、疼痛、功能和对结果满意程度的问卷。他们接受了全面的临床检查和放射影像学检查。1978 年和 1992 年接受过评估的 17 例患者, 对调查问卷的回答没有明显的变化。然而, 有 10 例患者有足底胼胝, 大多在第四和第五跖骨头下方。12 例患者有触痛: 5 例在踝关节周围, 3 例沿跖腱膜, 3 例在跖骨头下方, 1 例在跟腱附丽部。所有患者都能踮脚行走。3 例由于踝关节背屈受限, 不能足跟着地行走。71 只马蹄内翻足的小腿和足部肌力 (按 5 级评分) 均为 5 级。经胫前肌腱移位手术治疗的 30 足中, 25 足的胫前肌肌力为 5 级, 其余 5 足为 4 级+。

对比两个时期均得到评估的同一组患者, 1993 年的摄片与 20 世纪 70 年代

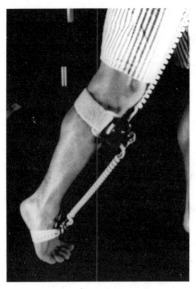

图 9-2 电子测角仪，测量足踝活动度

晚期的摄片相比，只有 2 例患者骨性关节炎改变加重。这些变化包括距骨颈背侧有轻度增大的骨赘。

在 1993 年的研究中增加了一些测试，使用电子测角仪（Ankle-foot Elgon，Therapeutics Unlimited，Iowa City，Iowa）将电极固定于胫骨前侧近端、舟骨、第二楔骨，精确测量足和踝关节的被动运动和主动运动（图 9-2）。电子测角仪测量分析显示，马蹄内翻足被动和主动的背屈、跖屈和内翻角度与正常足相比均较小，被动和主动外翻角度没有明显差异（见第 4 章，图 4-4）。行走时背屈、内翻和外翻的角度比正常足小。矫正过的马蹄内翻足在行走时跖屈活动与正常足相比无明显差别。行走时，马蹄内翻足背屈平均为 9°，只比正常足少 4°；外翻比正常足少 3°，跖屈比正常足多 1°。

为了评估足整体的柔韧性，我们用电子测角仪测量运动周期被动活动和主动活动范围的面积（cm²）。运动周期被动活动范围的面积，马蹄内翻足（29cm²）明显小于正常足（61cm²）（图 9-3）。

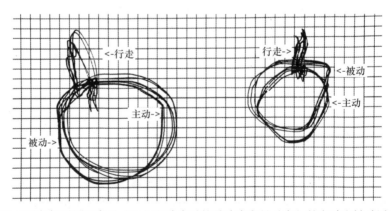

图 9-3 电子测角仪测量正常足（左）和治疗后的马蹄内翻足（右）的主动和被动活动范围，表明马蹄内翻足的活动范围比正常足小。然而，行走时只用到了一小部分的运动范围，因此，正常足和治疗效果良好的马蹄内翻足之间没有明显的差异

要求患者在足底测压仪（EMED-SF，Novel GMBH，Munich，Germany）上行走，足底测压仪是一种使用独立校准的电容式压力传感器系统。此系统可获得

以下参数：最大压力下的总面积（cm²），最大压强的峰值图（N/cm²），体重归一化后的最大压强的总压力图，压强-时间积分（N·s/cm²），体重归一化后的力-时间积分。这些参数用来评估足部不同区域吸收的能量。这五个不同区域分别是足跟、中足、跖骨头、蹈趾和外侧脚趾。获得每个区域各自的数值，也获得整个足部的数值。将 19 例单侧马蹄内翻足患者的正常足作为对照组。

在特定的足部区域，可以发现正常足和马蹄内翻足之间存在差异。足跟区域最大压强图上的峰值压强及压力总和，马蹄内翻足小于正常足。跖骨头区域最大压强面积，马蹄内翻足小于正常足。与正常足相比，马蹄内翻足的外侧趾最大压强的总面积更大，压力-时间积分更大，说明马蹄内翻足负重部位轻度外移。这些发现提示，马蹄内翻足在行走时背屈受限，会导致重心从足跟向中足转移。这种重心转移并不是由于摇椅足畸形，而是如影像学上所见的马蹄内翻足足弓略高所造成的。上述这些差异均不影响足部的良好功能。

足部疼痛在成人日常生活中很常见。Cooper 医师和 Dietz 医师希望将我们治疗过的马蹄内翻足患者与一组没有先天性马蹄内翻足的个体进行比较。我们邀请了 97 位眼科候诊区的患者，这些人既没有先天性足部畸形，同时与马蹄内翻足患者的年龄范围相同。这些患者填写了一份与研究组同样的足部疼痛和功能问卷。根据正常对照组的反馈，我们建立了优、良、差三个功能标准。优的足在日常生活中活动不受限制，且从无疼痛或仅偶尔有轻微疼痛不适。良的足在日常生活中偶尔有活动受限，或者在剧烈运动后有疼痛感。差的足则是在日常活动或步行时受限，或在日间活动、步行及夜间时感到疼痛不适。

当我们将正常对照组与治疗后的马蹄内翻足患者比较时，得到如下结果：62%的马蹄内翻足为优，16%为良，22%为差。而正常对照组中，63%为优，22%为良，15%为差。马蹄内翻足患者的足部功能与那些出生时足部正常的人们相比，没有显著的差异。54%的马蹄内翻足患者每周至少参加 1 次体育活动，而正常受试者的比例是 40%。26%的马蹄内翻足患者认为，他们行走任何距离都不会感到足部不适，而正常受试者组为 45%。

要求马蹄内翻足患者做单足站立，做快速的踮脚尖动作达最多 40 次，或直至小腿三头肌感到中度的疼痛或者疲劳时为止。71 只马蹄内翻足中有 52 足（74%）（译者注：原版此数据有误，应为 73%）能完成 40 次快速踮脚尖动作，在正常足中，这一比例达到 94%。

尽管在几乎所有测量中，马蹄内翻足和正常足之间都存在明显的差异，但是这些差异很少有能够帮助区分优、良和差的功能结果。在优、良和差的结果之间，有统计学意义的相关因素分别如下：职业、临床测量的足被动背伸范围、总足压强-时间积分、快速踮足尖动作。

职业分析显示：文职工作人群中，92%的人表现为优和良，而 8%的人表现为差；而体力工作人群中，这一比例分别为 60%和 40%。这种差异可以理解为，那些在工作中对足的功能有强烈需求的患者会感到不适，而那些久坐职业的患者则不会如此。

临床测量的被动背伸角显示优、良组为 7°，差组为 4°。足压仪测量显示，优、良组的足的平均总压强–时间积分为 27N·s/cm²，差组为 21N·s/cm²。快速踮足尖测试分析显示，优、良组可达到平均 38 次，而差组平均为 28 次。

所有其他测量，包括关节活动的范围、足压仪测量，以及拍 X 线片时的角度测量，都与优、良和差的结果无关。在行走时，足的运动范围是正常足整体运动范围的一小部分。在治疗过的马蹄内翻足中，我们使这些足得到了超出行走和正常活动所需的运动范围。这就解释了为什么在我们治疗的这些马蹄内翻足患者中，关节活动的范围与结果缺乏相关性，虽然他们的足运动范围有限，但是功能完全正常。

同样，我们治疗的结果与 X 线的测量结果也缺乏相关性，尽管我们治疗的许多马蹄内翻足并没有完全得到纠正，但是经治疗后的足力线良好。尽管尽可能多地矫正跟距角这一点很重要，但这绝对不是获得能踏平、外形良好且功能良好的足的必要条件。当然，一只没有疼痛、外形良好且功能良好的足与一只 X 线片上骨骼排列完美但由于手术瘢痕、肌无力和疼痛导致活动范围减小的足相比，前者当然比后者要好得多（图 9-4 和图 9-5；另参见图 8-2）。

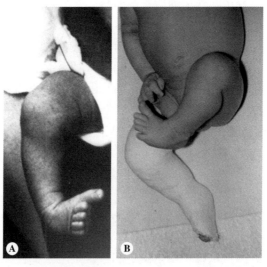

图 9-4A 和图 9-4B （A）3 周龄女婴，右足经手法和 6 次石膏矫形治疗，并接受了经皮跟腱切断手术。（B）4 周龄时右马蹄内翻足固定在矫形石膏内。出生时就存在的左足跖内收畸形加重。予以手法及 3 次石膏矫正。该患儿夜间佩戴足外展支具 4 年

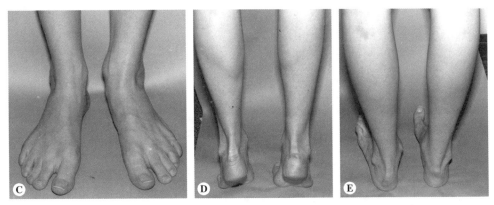

图 9-4C～E　30 岁时，除左足跟轻度外翻，双足均正常。右小腿的周长比左侧小 1cm。当踮起
　　　　　脚尖时，右侧腓肠肌的肌腹部分较小，且比左侧位置稍高

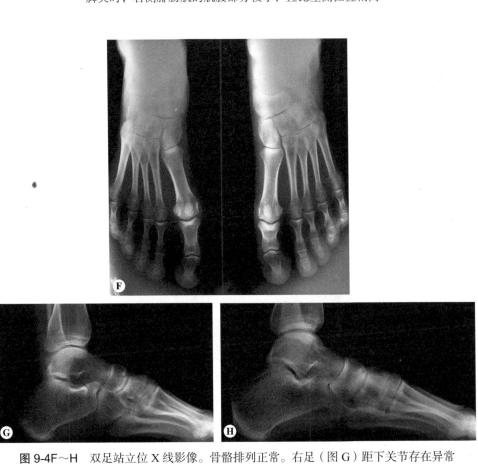

图 9-4F～H　双足站立位 X 线影像。骨骼排列正常。右足（图 G）距下关节存在异常

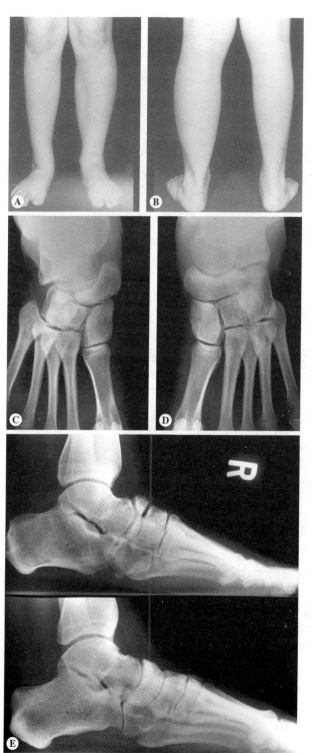

图 9-5A 和图 9-5B　35 岁女性，体型肥胖，2 周龄开始治疗右侧马蹄内翻足，行 6 次石膏矫正治疗。马蹄内翻足一侧的小腿比正常一侧的小腿脂肪要少得多。右侧小腿的周径比左侧小 4cm。右足关节活动范围接近正常，但踝关节背屈受限，仅达到中立位。患者没有足部疼痛

图 9-5C 和图 9-5D　站立位 X 线片显示，我们治疗的病例中最严重的舟骨内移。跟距角测量，右足 21°，左足 28°。右侧中足内翻，这从楔骨和骰骨的重叠可以看出来。前足的位置正常，并与后足对应关系好

图 9-5E　侧位片显示右侧跟骨和胫骨的间距短，距下关节明显异常

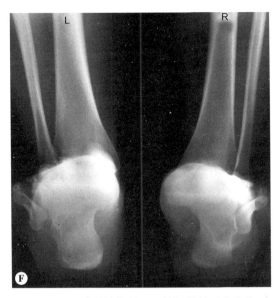

图 9-5F 后足轴位观，双足跟骨处于中立位

将我们治疗的严重案例的长期随访研究结果（如前文所述，剔除了那些少于 4 次石膏矫正即完成治疗的轻度马蹄内翻足案例）与其他诊疗机构短期随访研究的结果进行比较是不合适的，因为我们的结果关注纠正畸形，并强调患者的满意度及无痛性的功能表现直至成年。我们的治疗基本上是手法矫正，针对严重的病例做有限的手术来维持矫正。而其他诊疗机构的治疗基本上是手术治疗，通常是在一段时间不适当的手法和石膏矫正治疗之后未能纠正畸形而转向手术治疗，包括广泛的关节松解手术（Bensahel，et al.，1987；Otremski，et al.，1987）。此外，正如 Cummings 等（1994）所述，评估方案"缺乏普遍接受的评分体系做结果评估"。而且，他们大多数的随访都是短期的，对结果的评估主要以 X 线影像结果的测量及疼痛是否存在作为衡量标准，而不是以足部的功能作为标准。我们在治疗中发现，X 线影像上测量的角度值与功能评级的结果之间没有相关性。此外，将疼痛的存在与否应用于儿童时期并不是一个合适的标准，因为即使是未经治疗的马蹄内翻足，到青春期或者更晚的时候也不会表现出疼痛；现有的随访没有超过青春期的（Turco，1981，1994；Ricciardi-Pollini，et al.，1984；Simons，1985；Bensahel，1990）。令人遗憾的是，尽管自 20 世纪初 Codivilla 时期就开始实施后内侧松解的手术方式，但直到最近才有马蹄内翻足手术治疗结果的远期随访报告（Codivilla，1906）。

1985 年，Hutchins 等（1985）报道了 252 足早期经后侧松解手术的治疗结果，平均随访时间是 15 年 10 个月，这是短期随访报道中随访时间最长的。他使用了我们的评分系统，81%的患者取得了满意的结果，但仅 57%的患者治疗结果为优和良。他把那些差的结果归咎于距骨扁平所导致的踝关节活动受限，这表明，广泛的关节松解比谨慎的手法操作带来的骨损伤更大。1990 年，Aronson 等比较了不同类型的治疗。他们发现，采用石膏矫形或石膏矫形加跟腱延长进行治疗，结果畸形小、残疾少。他们还发现，与石膏矫正治疗组相比，后内侧松解手术改善了距跟指数，但是减少了踝关节的活动范围和跖屈的力量。最近，Dobbs 等（2006）报告了一项长期随访研究，46 例患者 73 只特发性马蹄内翻足经过手术治疗后获得平均 30 年的随访，结果显示，大多数患者有严重的足部功能受限，表现为疼痛、跗间关节骨性关节炎、无力、僵硬和行走困难。他们报告，用躯体健康状况总评（Physical Component Summary，PCS）得分对患者幸福感进行评价，经过手术治疗的马蹄内翻足患者 PCS 平均分与肾功能疾病晚期、充血性心力衰竭或颈椎病和神经根病变的患者相当，甚至更差。这些结果与我自 20 世纪 40 年代以来行马蹄内翻足手术的经验不谋而合。而当我们学会用改进的手法和石膏治疗技术矫正马蹄内翻足时，患者足的功能和满意度都有了很大的提高。

在最近的一次研究中，与 16 年前同样的足（即对同一组病例随访的第 16 年）相比较，我们未观察到这些足有任何变差的表现。我们仍需进一步随访研究，以明确我们治疗过的足是否会随年龄的增长而变差。

参 考 文 献

Aronson, J. and Puskarich, Ch. L. (1990). Deformity and disability from treated clubfoot. J. Pediatr. Orthop., 10, 109.

Beatson, T. R. and Pearson, J. R. (1966). A method of assessing correction in club feet. J. Bone Joint Surg., 48B, 40.

Bensahel, H., Catterall, A., and Dimeglio, A. (1990). Practical applications in idiopathic clubfoot: a retrospective multicentric study in EPOS. J. Pediatr. Orthop., 10, 186.

Bensahel, H., Csukonyi, C., Desgrippers, Y., and Chaumien, J. P. (1987). Surgery in residual clubfoot. J. Pediatr. Orthop., 7, 145.

Brand, R. A., Laaveg, S. J., Crowninshield, R. D., and Ponseti, I. V. (1981). The center of pressure path in treated clubfeet. Clin. Orthop., 160, 143.

Codivilla, A., (1906). Sulla cura del piede equino-varo congenito. Nuovo metodo di cura cruenta. Arch. Chir. Orthop., 23, 254.

Cooper, D. M. and Dietz, F. R.(1995). Treatment of idiopathic clubfoot. A thirty year follow-up note. J. Bone Joint Surg., 77A, 1477.

Cummings, R. J., Hay, R. M., McCluskey, W. P., Mazur, J. M., and Lovell, W. W.(1994). Can clubfeet be evaluated accurately and reproducibly? In The Clubfoot, (ed. G. W. Simons), Springer-Verlag, New York.

Dobbs, M. B., Nunley, R., and Schoenecker, P. L. (2006). Long-term follow-up of patients with clubfeet treated with extensive soft-tissue release. J. Bone Joint Surg., 88A, 986.

Grice, D. S.(1952). An extra-articular arthrodesis of the subastragalar joint for correction of paralytic flat fee in children. J. Bone Joint Surg., 34A, 927.

Hutchins, P. M., Foster, B. K., Patterson, D. C., and Cole, E. A. (1985). Long term results of early surgical release in clubfeet. J. Bone Joint Surg., 67B, 791.

Laaverg, S. J. and Ponseti, I. V. (1980). Long-term results of treatment of congenital clubfoot. J. Bone Joint Surg., 62A, 23.

Otremski, I., Salama, R., Kermosh, O., and Weintraub, S., (1987). An analysis of the results of modified one stage posterormedial release for the treatment of clubfeet. J. Pediatr. Orthop, 7, 149.

Ponseti, IV. and Campos, J. (1972). Observations on pathogenesis and treatment of congenital clubfoot. Clin, Orthop, 84, 50.

Ponseti, IV. and Smoley, E. N. (1963). Congenital club foot. The results of treatment. J. Bone Joint Surg., 45A, 261.

Roccoardo-Pollini, P. T., Ippolito, E., Tudisco, C., and Farsetti, P. (1984). Congenital clubfoot results of treatment of 54 cases. Foot Ankle, 5, 107.

Simons, G. W. (1985). Complete subtalar release in clubfeet. Part II. J. Bone Joint Surg., 67A, 1056.

Turco, V. J. (1981). Clubfoot. Churchill-Livingstone, New York.

Turco, V. J. (1994). Present management of idiopathic clubfoot. J. Pediatr. Orthop. Part B. 3, 149.

第 10 章　马蹄内翻足治疗后的影像学研究

　　1981 年，George Y. El Khory 医师、Ernesto Lppolito 医师、Stuart L. Weinstein 医师和我一起对 32 例马蹄内翻足患者的 X 线片进行了评估。其中包括 21 例男性和 11 例女性，均为单侧马蹄内翻足畸形，年龄为 14～32 岁（平均 20 岁）（Ponseti, et al., 1981）。其中 8 例患者采用手法和石膏治疗，另外 24 例患者做了跟腱切断术。结果有 10 例复发，对其采用进一步对足的手法治疗并将胫前肌腱转移到第三楔骨。足部影像学评估包括头侧 24° 成角投照的站立位足的正位片和站立位足的侧位片（Templeton, et al., 1965）。

　　以正常侧足作为对照，同时评估双足的下列指标，将获得的数据输入计算机进行分析。采用配对 t 检验对研究结果的统计学意义进行评估。

　　胫骨：马蹄内翻足的侧位 X 线片评估中发现 13 例（39%）（译者注：原版此数据有误，应为 41%）患者胫骨远端关节面后倾，20 例（63%）患者胫骨远端前唇变平，而正常足的侧位 X 线片上未发现以上情况（图 10-1）。

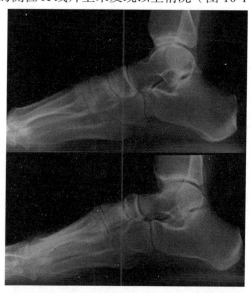

图 10-1　25 岁女性，右侧马蹄内翻足，双足侧位 X 线片。患者在婴儿期进行了 5 次石膏治疗。8 岁时，畸形复发，采用了胫前肌腱转移至第三楔骨的治疗。目前，功能评分为 94。在马蹄内翻足一侧（下图），胫骨前唇变平。距骨穹部则没有健侧（上图）那么圆。在马蹄内翻足一侧，距骨头和外侧结节形态小，舟骨变扁，舟骨内侧结节和内踝间距较正常足小

　　距骨：马蹄内翻足距骨长度为 4.3～6.1cm（平均 5.4cm），正常足距骨长度为 4.3～6.8cm（平均 5.7cm），其差异有统计学意义（$t=6.87$）。32 例马蹄内翻足病例中有 18 例（56%）在侧位 X 线片上发现了距骨穹顶凸面有轻到中度的降低，但所有病例滑车的弧度与胫骨关节面相匹配。没有发现中到重度的距骨穹顶扁平（Dunn 和 Samuelson，1974）。12 例马蹄内翻足（37%）（译者注：原版此数据有误，应为 38%）正位 X 线片发现有 8 例距骨头中等扁平，4 例呈穹窿样形态（图 10-2）。在正位和侧位 X 线片上，每个马蹄内翻足案例的距骨颈与距骨体的成角都和正常足的一样。在侧位 X 线片上，与对侧正常足相比，有 18 例（56%）马蹄内翻足距骨结节形态小（图 10-2）。

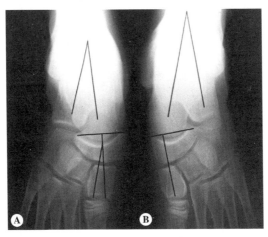

图 10-2　男性，13 岁，右侧马蹄内翻足，双足正位 X 线片。患者出生后进行了 5 次石膏和跟腱经皮切断术治疗。近期功能评分为 98。在马蹄内翻足侧（图 A），舟骨相对于距骨头向内侧移位，更接近内踝；距骨头呈穹窿样形态。楔骨向外侧移位且相对于舟骨向外侧成角。马蹄内翻足侧舟骨 - 第一楔骨角为 -14°，而在正常足为 0（图 B）。跟距角在马蹄内翻足侧为 20°，正常足为 23°

　　舟骨：马蹄内翻足病例中有 17 例（53%）舟骨呈楔形变，13 例（40%）（译者注：原版此数据有误，应为 41%）舟骨呈扁平状。大部分马蹄内翻足都发现了舟骨内移。马蹄内翻足的舟骨 - 内踝距离为 0.7～2.9cm（平均 1.4cm），而正常足则为 1.8～3.0cm（平均 2.4cm），两者差异有统计学意义（$t=9.2$）（图 10-1）。11 例马蹄内翻足（34%）侧位 X 线片上发现舟骨轻度向背侧移位。

　　跟骨：马蹄内翻足的跟骨长度为 6.5～8.8cm（平均 7.6cm），而正常足则为 6.8～9.1cm（平均 7.8cm），两者差异有统计学意义（$t=3.37$）。在正位 X 线片上，骰骨在跟骨前方外展，在马蹄内翻足，这个外展角度平均为 4.15°，而在正常足，这个角度平均为 2.13°，两者差异无统计学意义（$t=1.92$）。

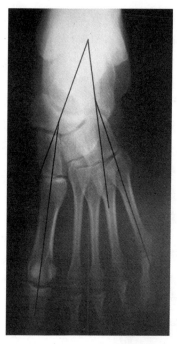

图10-3 女性，20岁，马蹄内翻足，正位X线片上显示跟骨-第五跖骨角和距骨-第一跖骨角。这些角度用于确定后足-前足的对线。两个角度均为-12°，提示前足相对于后足轻度外展。舟骨内移并呈楔形

楔骨： 19例马蹄内翻足，楔骨在舟骨前方外移并有成角，而正常足则没有这种情况。楔骨成角移位的程度可以通过测量舟骨-第一楔骨角来确定。该角度由两条线构成，第一条线为第一楔骨的长轴线，而另一条线为舟骨横轴的垂线（图10-2）。负值表示楔骨外展。马蹄内翻足侧的舟骨-第一楔骨角为-53°～0（平均-17°），正常足这个角度为-17°～13°（平均-1.7°），两者差异有统计学意义（t=6.67）。

跖骨： 第一跖骨的长度，马蹄内翻足为5.3～7.6cm（平均6.54cm），正常足为5.5～7.9cm（平均6.58cm），两者差异无统计学意义（t=0.6）。第五跖骨长度，马蹄内翻足为5.5～9.4cm（平均7.35cm），正常足为5.5～9.4cm（平均7.37cm），两者差异无统计学意义（t=0.51）。

足的序列： 距骨-第一跖骨角，马蹄内翻足为-10°～33°（平均3.28°），正常足为-20°～11°（平均-3.37°），两者差异有统计学意义（t=3.3）。跟骨-第五跖骨角，马蹄内翻足为-20°～20°（平均-4°），正常足为-18°～5°（平均-3.37°），两者差异无统计学意义（t=0.49）（图10-3）。

其他观察指标： 侧位X线片，胫骨远端后唇与相对应的跟骨上方间距：马蹄内翻足为1.1～2.6cm（平均1.76cm），正常足为1.3～2.9cm（平均2.02cm），两者差异有统计学意义（t=4.58）（图10-4）。

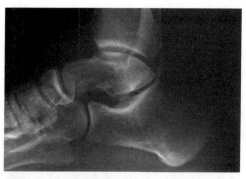

图10-4 马蹄内翻足侧位X线片，显示胫骨远端关节面向后倾斜。距骨穹顶不那么圆。距下关节明显异常，侧方中后关节连续。前方关节显示不清。跗骨窦宽，而距骨头小

32 例马蹄内翻足患者，仅有 4 例高弓足，侧位 X 线片第一至第五跖骨角为 17°～39°（平均 27.7°）。另外 28 例马蹄内翻足和所有正常足，这个角度平均为 12°。

正位 X 线片上的跟距角，马蹄内翻足为 4°～25°（平均 15.7°），正常足为 13°～29°（平均 20.7°），两者差异有统计学意义（t=6.3）（图 10-2）。侧位片上的跟距角，马蹄内翻足为 10°～34°（平均 23.1°），正常足为 17°～46°（平均 31.6°），两者差异有统计学意义（t=6.1）。距跟指数，马蹄内翻足为 16°～51°（平均 37.7°），正常足为 37°～64°（平均 52.3°），两者差异有统计学意义（t=8.57）。

通过计算机断层扫描（CT）并采用特殊的观察角度，16 例马蹄内翻足病例中出现的距下关节面的大小和形态结构异常得以更好地显示。后方关节小，略微向外、下方倾斜，部分病例的关节软骨厚度不均匀。中间关节小，有时与后方关节融为一体，大部分足的前方关节显示不清。马蹄内翻足的距骨窦均偏大（图 10-4，图 10-5）。

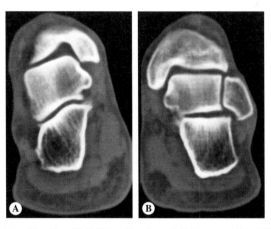

图 10-5 两名 38 岁的患者，均在婴儿期得到治疗，后足的 CT 冠状面图像。A 图中后方的距下关节向外、后方倾斜。B 图中距下关节间隙宽度不均匀

在一项关于跖内收的长期研究中，Farsetti 等（1994）观察到 68% 的患者第一楔跖关节面呈后内侧倾斜。对于这个关节的对线关系，研究对 64 名成年患者 114 只经过治疗的马蹄内翻足进行了影像学评估。正位 X 线片上，有 98 足的关节面与第一楔骨长轴线几乎垂直（90° 角），16 足呈中度倾斜（平均 75° 角）。该研究表明，在部分马蹄内翻足患者中存在跖内收（见第 8 章，图 8-2G）。

动态研究：对 10 名患者采用 X 线透视法研究双足动力学，以确定踝关节、距下关节、跗中关节的运动范围和类型。在足部最大跖屈时，侧位 X 线片所测量的胫跟后侧距离，马蹄内翻足和正常足是一样的；然而，在最大背伸位时，正常

足的胫跟后侧距离更大，部分病例甚至高出 5 倍。因此，马蹄内翻足的踝关节的背伸程度明显受限。

对马蹄内翻足做旋后时，距骨下方跟骨的内收运动程度与正常足相当。而当做旋前动作时，跟骨外展超过中立位是受限的。舟骨的运动范围甚至更受限。随着旋前过程，正常足的舟骨-内踝间距较马蹄内翻足增加更多。经过治疗的马蹄内翻足的足跟外翻和足的旋前也受限。与正常足的活动度相比，马蹄内翻足的骰骨的活动度与舟骨和楔骨之间的活动度并没有受到限制。

在 X 线透视所获得的点片上，在旋后位时，马蹄内翻足距下关节距骨和跟骨之间的滑动或剪切运动的程度与正常足旋后时相当；然而，当旋前位时，马蹄内翻足距骨下方跟骨的滑动明显受限。功能评分小于 90 分、跟距角小于 16°，其踝关节背伸和距下关节的活动范围较功能评分大于 90 分的足受到更多限制。

经过治疗的马蹄内翻足在患者成年后会发现残留畸形，一些残留畸形是治疗遗留下来的，一些甚至类似胎儿和新生儿时期的马蹄内翻足畸形。胫骨远端前唇变平和后翻似乎与踝关节和距下关节后内侧紧密的韧带及肌腱有关。这些紧张的结构限制了足跟的背伸和旋前。因此，距骨头不能在舟骨和载距突之间向下滑动，从而对胫骨前唇施加过大的压力并阻碍周围区域的骨生长。同样作用于距骨穹顶部的压力可导致其凸起降低。此外，马蹄内翻足的距骨轴长极短，从而增加了距骨颈和胫骨前唇之间接触的机会。

在成人影像学研究中发现的距下关节异常，我们在胎儿马蹄内翻足的切片中（Ippolito 和 Ponseti, 1980）及其他研究者在婴儿样本中（Schlicht, 1963; Waisbrod, 1973; Simons, 1977）也有发现。这些发现使我们得出这样的结论：距下关节的大小和形态结构在胎儿期就已经确定，治疗并不能改变这些。此外，经过治疗后，马蹄内翻足距下关节所观察到的活动受限，不仅仅是由于韧带和肌腱短缩的影响，还与构成关节面部分结构的大小和形态异常有关。

在我们的患者中，尚未发现一些学者（Swann, et al., 1969）报告的严重的踝关节外旋伴腓骨后移的情况，这个情况仅在我们治疗的早期遇到过，且程度很轻。尽管很多我们治疗后的马蹄内翻足有跟距角小和舟骨内移的情况，但足跟内翻均得到了很好的矫正，并且通过调整楔骨的方向、外移楔骨及轻度增加骰骨的外展获得了合适的后足-前足序列。

在 1993 年的随访研究中所获得的影像资料显示，患者足部骨骼变化与其 16 年前的影像资料中观察到的相似。除两名患者距骨颈处骨赘略微增大之外，由距骨颈背侧、胫骨远端前方及距舟关节部位一些骨赘所组成的退行性变化并未增加，也未观察到关节腔变窄或退行性关节炎的其他表现。

参 考 文 献

Dunn，H.K. and Samuelson，K.M.（1974）. Flat top talus. A long-term report of 20 clubfeet. J. Bone Joint Surg.，56A，57.

Farsetti，P.，Weinstein，S.L.，and Ponseti，I，V.（1994）. The long-term functional and radiographic outcomes of untreated and non-operatively treated metatarsus adductus. J. Bone Joint Surg.，76A，257.

Ippolito，E. and Ponseti I.V.（1980）. Congenital clubfoot in the human fetus. A histological study. J. Bone Joint Sury.，62A，8.

Ponseti，I.V.，EI-Khoury，G.Y.，Ippolito，E，and Weinstein，S.（1981）.A radiographic study of skeletal deformities inn treated clubfeet. Clin. Orthop.，160，30.

Schlicht，D.（1963）.The pathological anatomy of talipes equinovarus. Australian and New Zealand. J.S ury.，33，2.

Simons，G.W.（1977）.External rotational deformities in the clubfeet，Clin.Orthop.，126，339.

Swann，M.，Lloyd-Roberts，G.C.，and Catterall，A.（1969）. The anatomy of uncorrected clubfeet. A study of rotation deformity. J. Bone Joint Sury.，51B，263.

Templeton，A.W.，Mcalister，W.H.，and Zim. J.D.（1965）. Standardization of terminology and evalution of osseous relationships in congenitally abnormal feet. Am. J. Roentgenol.，93，374.

Waisbrod，H.（1973）. Congenital clubfoot：An anatomical study. J. Bone Joint Sury.，55B，796.

第 11 章　治疗中的错误

　　为了避免治疗中的诸多错误，骨科医师必须了解马蹄内翻足的三个基本特征。

　　（1）尽管整个足处于极度旋后位，而相对于前足，因紧张的韧带和肌腱，后足更加稳固地处于内收、内翻位。实际上，患儿出生时前足的大部分关节韧带是正常的，且前足通常柔软，也不像后足那样旋后。

　　（2）跟骨、舟骨和骰骨严重内移和内倾。要矫正这三块骨的内移和内倾，首先要于旋后位在距骨下方将足外展，而后随着足进一步外展，逐渐减少旋后直到中立位。因此，马蹄内翻足主要的矫正操作是足外展。试图将足旋前超过其中立位是非常常见且有害的操作。

　　（3）对马蹄内翻足的所有骨骼因素均进行解剖复位是行不通的，且对恢复足的良好序列和良好持久的功能结果来说也并不是必要的。

　　马蹄内翻足手法操作和石膏固定的精细工作不能由无人监督的助手来完成，而应由经验丰富的骨科医师执行。骨科医师需熟知畸形的病理解剖和针对几月龄患儿如何应用正确的矫形操作手法。如果初始治疗错了，不仅矫正会失败，畸形也会变得复杂，马蹄内翻足变得更硬，更难甚至无法矫正。

　　在马蹄内翻足的手法治疗中，最常见的错误如下所示。

　　（1）将前足外翻而不是旋后和外展。前足外翻导致足弓增高，由于跖筋膜增厚和紧张，高弓变得僵硬（见第 7 章，图 7-1）。

　　（2）通过强力将足旋前来试图矫正足的旋后。这会导致中足塌陷，因为跟骨由紧张的内侧跗间韧带锁定在内倾位。

　　（3）当足跟仍固定在内翻位时，试图将足外旋。因为是在踝关节内外旋距骨，所以会导致外踝后移。外踝后移是医源性畸形。当足处于跖屈和轻度旋后时将足外展，使胫舟韧带和跟舟韧带得以牵伸，从而允许跟骨在距骨下方外展，足跟内翻得以矫正，外踝后移就不会发生。

　　（4）试图在跟骰关节处加压对抗、外展前足来矫正足内收（Kite 方法的错误）。这样做阻碍了跟骨的外展和骰骨半脱位的复位。此外，Lisfranc 线上的韧带被牵拉、强度变弱，阻碍了后足的矫正（见第 7 章，图 7-2）。

　　（5）试图通过使跟骨外倾而不是首先在距骨下方将跟骨外展（外旋）来矫正足跟内翻。

　　（6）应用膝下石膏而不是脚趾-腹股沟的长腿石膏；用长腿石膏的目的是防止踝关节和距骨发生旋转。由于足必须保持在距骨下的外展位，距骨一定不能旋转，否则无法维持手法操作获得的矫正。

　　（7）试图在没有矫正其他畸形因素之前矫正马蹄内翻足。形成摇椅足畸形将阻碍足跟内翻的矫正（图 11-1）。

　　（8）试图通过背伸前足而不是背伸整个足来矫正马蹄内翻足，从而导致摇椅足畸形。

　　（9）两次手法操作之间的石膏固定时间延长为 3 周或 3 周以上。这将导致骨质疏松，以及舟骨和骰骨前方的正常韧带过度松弛，从而减弱足前部形成的矫正跗骨畸形所需的杠杆力臂。

　　（10）延长石膏固定时间至数月和粗暴的手法操作。这会引起胫骨生长板发育迟滞，导致下肢短缩。

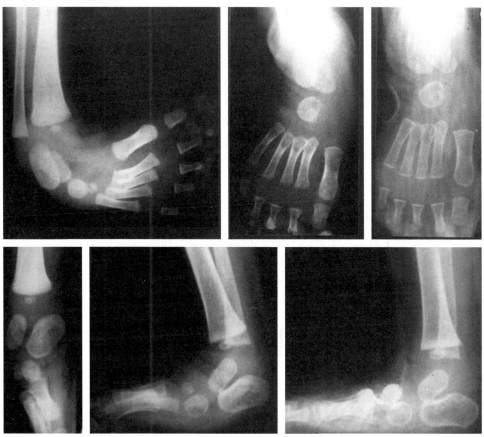

图 11-1A　一位马蹄内翻足患者的 X 线片，展现了试图通过背伸前足来矫正马蹄内翻足而导致摇椅足畸形的发展过程。骰骨持续内移。跟腱延长后畸形得以改善。该患者 6 岁时曾行胫前肌腱转移至第三楔骨手术

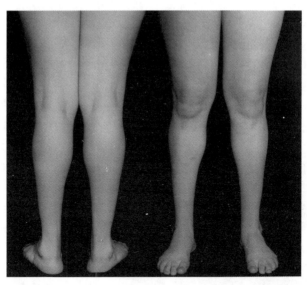

图 11-1B　该患者 26 岁时，双足外观正常。双小腿细，步行超过 2 英里（1 英里=1609m）时
脚有一些疼痛

（11）频繁的手法操作而不做石膏固定。这种操作是无效的。务必在每次手法
操作后，缩短的韧带得到最大牵伸时进行石膏固定。

　　石膏固定有三个目的：①促进由骨和丰富的胎儿软骨形成的跗骨原基结构得
到重塑；②维持韧带获得的牵伸；③使韧带充分松弛，以便使接下来 4～7 天后的
手法操作获得进一步牵伸。

（12）对于婴儿期非常严重的马蹄内翻足畸形，试图使移位的舟骨获得"完
美的"解剖矫正。这类病例，足内收和足跟内翻通常可经手法操作而矫正，无
须行根治性手术治疗。针对这类严重畸形的矫正，可以通过在部分复位的舟骨
前面外展楔骨、在跟骨前面外展骰骨来实现，此外，也可以通过将胫前肌腱转
移至第三楔骨来矫正，这种"似是而非"的矫正可获得功能和排列对应关系都
良好的足（图 11-2）。

（13）未能全天 3 个月和夜间使用维持足外旋固定的 Mitchell 鞋至数年，直至
收缩性的纤维化、腓肠肌-比目鱼肌和胫骨后肌过度牵拉作用削弱。

（14）将胫前肌腱转移至第五跖骨或骰骨。这样会导致过度足外翻。

（15）在胫前肌腱转移之前，将其从伸肌支持带下方的间室拉出。转移后该肌
腱将在踝前方形成弓弦状突出。

（16）劈开胫前肌腱，仅将其一半移至足外侧。这种手术可使足获得背屈，并
不能矫正足旋后。为了矫正足旋后，需转移全部肌腱至第三楔骨。

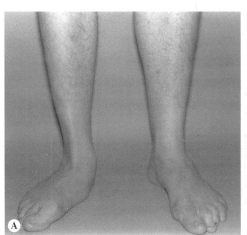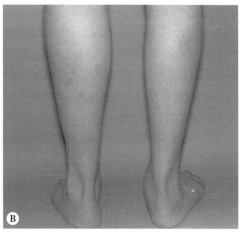

图 11-2A 和图 11-2B　该患者 36 岁，出生时患有双侧先天性马蹄内翻足，婴儿期经手法操作和石膏矫形治疗。6 岁时双足外观正常，但医师阅 X 线片后告诉其母亲，孩子需要进行手术以改善骨的位置。母亲仅同意对一只脚行手术治疗。右足行后内侧松解术。术后，足变得僵硬且逐渐变扁平。目前患者手术侧足很痛，且跗中关节活动度很小，已具备行三关节融合术的指征。左足不痛且排列良好

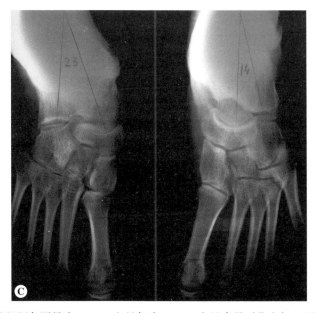

图 11-2C　右足跟距角测量为 23°，左足仅为 14°。右足舟骨对位良好，而左足舟骨内移。右足距舟关节间隙非常狭窄，而左足正常

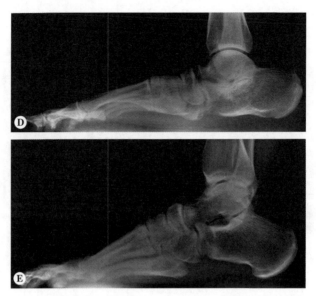

图 11-2D 和图 11-2E 右足（图 D）非常扁平，距下关节间隙非常窄。距骨头背面可见骨刺。左足（图 E）距下关节结构异常，但其关节间隙保持良好

第 12 章　复杂型马蹄内翻足的治疗

最近研究发现，胎儿肌球蛋白重链突变导致下肢关节挛缩症的马蹄内翻足会出现先天性挛缩，提示先天性马蹄内翻足是发生于妊娠中 1/3 阶段、由足部屈肌的胎儿肌球蛋白突变引起的一种单独的先天性挛缩。腓肠肌-比目鱼肌、胫骨后肌和趾长屈肌、与这些肌肉连邻的筋膜及踝关节后方韧带发生广泛的纤维化，它们共同将足束缚于旋后和马蹄位，但其骨骼仍继续生长。出生后，当胎儿肌球蛋白逐渐被正常肌球蛋白取代（Toydemir，et al.，2006），这种结构变化会逐渐减缓，并且纤维化也会缓慢削弱。肌肉缺陷和纤维化的范围及程度存在个体差异。对于大多数马蹄内翻足，通过 5～6 次的轻柔手法矫形和良好塑形的石膏治疗，挛缩的肌肉、肌腱和韧带可轻松获得牵伸。少数病例中，马蹄和高弓畸形非常严重，这种情况可能是由于腓肠肌-比目鱼肌和跖侧固有足内肌及韧带更多受累。治疗不当则会形成复杂型马蹄内翻足。

正如 Turco（1994）观察到的那样，常规的手法矫形和石膏治疗对复杂型马蹄内翻足难以奏效。他指出，总体来讲，非手术治疗和手术治疗对复杂型马蹄内翻足的疗效完全不同，早期手术治疗会导致怪异的足部畸形。复杂型马蹄内翻足外形短而宽。所有的跖骨都严重跖屈形成严重的高弓足畸形，跨越足底有一个深的皱褶，踇趾过伸。腓肠肌-比目鱼肌发育得偏小，居于小腿上 1/3。跟腱长、宽且非常紧张，将跟骨牵拉至严重的跖屈和内收位，从而在足跟上方形成很深的皱褶（图 12-1A）。X 线片上显示跟骨和距骨处于严重的跖屈位。正位和侧位片上的跟距角明显减小。所有跖骨也处于严重的跖屈位。通常，骰骨在跟骨前方向内侧移位（图 12-1B）。

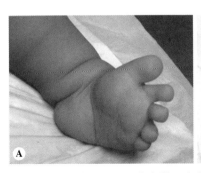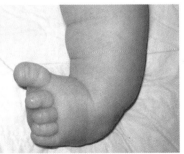

图 12-1A　出生后 7 天的女婴，患有严重的僵硬型先天性马蹄内翻足

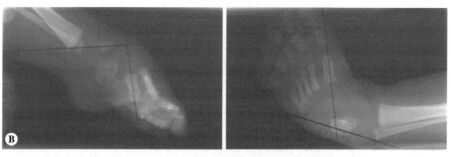

图 12-1B　X 线片显示足内收和严重的马蹄、高弓畸形。所有跖骨均严重跖屈，第一跖骨垂直
于距骨。我们通过 6 次手法矫形和石膏固定纠正了上述畸形

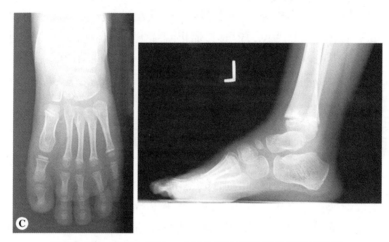

图 12-1C　患者 5 岁时，X 线片显示其足部畸形矫正良好

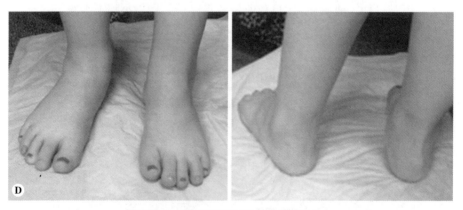

图 12-1D　矫正后的左足比右足短 1.5cm

　　这种短而宽的马蹄内翻足可能很难矫正。想要矫正畸形，必须准确地识别移
位的跗骨，然后逐渐外展跟骨、舟骨和骰骨到与距骨相对应的合适位置上去。将

示指放在外踝后方施加对抗的力量，同一只手的拇指在距骨头的外侧，而不是在跟骨非常突出的前结节上用力（图 12-2）。患足处于跖屈、旋后位，必须持续用力，牵伸非常紧张的内侧韧带和肌腱。骨科医师应该通过观察孩子的表情变化来调整牵拉力量，尽可能避免患儿过度疼痛。牵拉动作可持续 2～3 分钟。每 4～7 天更换 1 次石膏，共需要 8～10 次石膏固定。在打最后一次石膏之前进行跟腱切断术，最终矫正畸形（图 12-1C 和 D）。虽然通过 2～3 次石膏可以矫正前足内收，但主要矫正了 Lisfranc 线上的内收，而距骨和后足仍然处于跖屈位（图 12-3）。若高弓足畸形尚未矫正，通过足的外展试图矫正僵硬的后足屈曲畸形可导致距骨更加跖屈。当足与腿部成一条直线时，石膏更易滑脱，导致足背皮肤出现水肿、皱褶和压疮。若足部外展过度，可使严重跖屈的距骨进一步外展，进而导致怪异的畸形（图 12-3）。

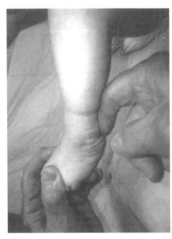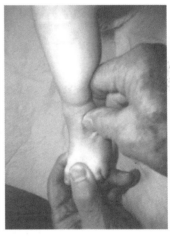

图 12-2　　进行第 4 次石膏治疗时，如何牵伸足部并维持在矫正位置上

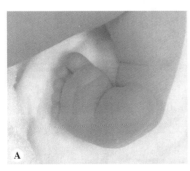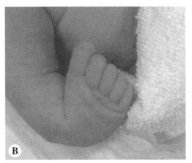

图 12-3A 和图 12-3B　　出生后 7 天婴儿的马蹄内翻足。足部有严重的内收、旋后和高弓畸形。足内侧边缘有一个深的皱褶，延伸至半个足底

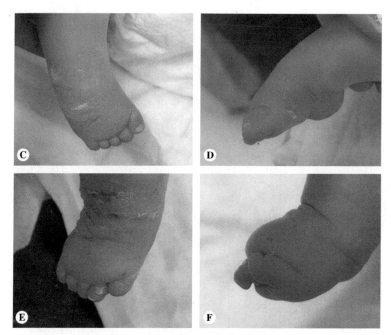

图 12-3C 和图 12-3D　在另一家医院进行了 3 次石膏治疗后，内收畸形有所改善。前足和足跟跖屈严重，同时与腿成一条线。最后一次石膏滑脱，皮肤损伤

图 12-3E 和图 12-3F　经过 5 次进一步石膏矫正和跟腱切断术后，前足严重外展、跖屈，蹞趾短缩、变形

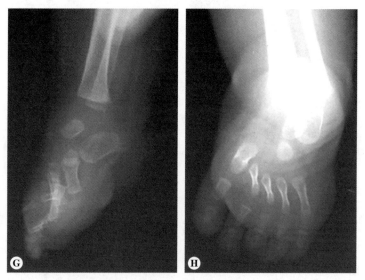

图 12-3G 和图 12-3H　4 个月时拍摄的 X 线片，侧位片显示，距骨、跟骨和所有跖骨均严重跖屈。正位片显示所有跖骨均外展，而骰骨向内侧移位

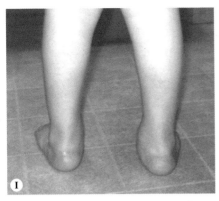
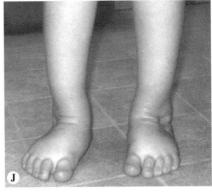

图 12-3I 和图 12-3J 采用 9 次正确的石膏矫形治疗后,双足外观正常。患儿 14 个月开始走路。20 个月时,双足外观正常

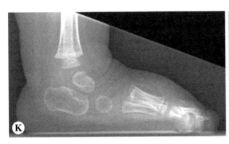
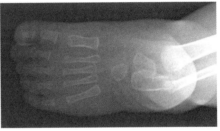

图 12-3K 20 个月时拍摄的 X 线片显示足骨排列明显改善,但骰骨内侧移位未完全矫正。跟骨处于 15° 跖屈,可能需要第三次跟腱切断术

过去 10 余年来,复杂型马蹄内翻足的发生率大大增加,原因似乎是错误的手法矫正技术。我遇到的大部分复杂型马蹄内翻足患儿都曾经治疗过。虽然缺少初始严重程度的信息,但父母通常保留了出生时足部严重畸形的照片,有一些并没有复杂型马蹄内翻足的典型表现(图 12-3)。

当充分理解畸形后,矫正操作应包括如下内容:在旋后 60° 位外展前足、舟骨和骰骨,同时拇指在距骨头、示指在外踝后方施加对抗的力(图 12-2)。必须拉伸足部紧张的内侧韧带,注意不要在 Lisfranc 线处过度外展距骨,过度外展距骨会在足外缘产生褶皱。通过足部在距骨下旋后位外展,3~4 次石膏就可矫正足跟内翻畸形,但应注意,足跟内翻不应过度矫正。

足跟内翻矫正后,跖屈的前足和马蹄畸形须同时矫正:用双手握住踝部,拇指(位于跖骨下)将足推向背屈位,中指向下推足跟,晃动踝关节内的距骨,以防止出现扁平距骨(图 12-4)。操作时,助手扶持膝关节于屈曲位。

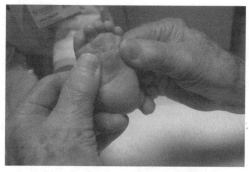

图 12-4 高弓和马蹄畸形同时矫正的手法，双手握住踝部，拇指从跖骨下方将足推向背伸，同时中指向下推足跟

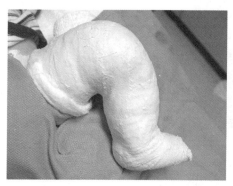

图 12-5 复杂型马蹄内翻足，第4次石膏治疗。足跟塑形好，足部没有过度外展。膝关节屈曲110°

在小腿、足跟和足底上缠绕石膏，紧贴踝关节，并在踝部进行良好的石膏塑形，将足固定于小于 40° 外展的矫正位置。后方跟骨结节应尽量往下推（图 12-5）。当足部稳定背屈时，必须要能看到足趾。随着石膏凝固，跖骨上的压力逐渐减小（译者注：由于极度背伸后），足趾可能出现的苍白会消失。

为了防止石膏脱落，膝关节固定在屈曲至少 110° 的位置，大腿周围石膏塑形良好，可在膝关节前方加固一片石膏夹板，以避免在腘窝处和踝关节前方缠绕过多石膏。踝后侧韧带非常紧张，应使用多次石膏矫正，并在最后一次使用石膏之前进行跟腱切断术，从而纠正马蹄畸形。跟腱切断术的切口应在足跟皱褶上方 1.5cm 处进行，注意避免损伤跟骨后结节，切断跟腱后应向下推动跟骨后结节，使足部获得至少 10° 的背伸。这类患者足跟处通常有较厚的结缔组织构成的肉垫，其改变了足跟轮廓，使得背伸角度难以判断，因此需要借助 X 线片来确定跟骨是否处于轻微的背伸状态。肥厚的足跟肉垫已在严重马蹄畸形的胎儿马蹄内翻足病例中观察到（见第 2 章，图 2-3 和图 2-6）。行走后其厚度逐渐减小。

防跖屈的、以外旋 40° 位固定于足外展连杆上的矫正鞋对于防止这些短、宽、复杂型的马蹄内翻足的畸形复发是必不可少的（参见第 7 章，图 7-8）。全天佩戴支具 2 个月，之后每天佩戴 16 小时维持 2～3 年（图 12-3C 和 D）。

为矫正既往错误治疗引起前足过度外展而出现的怪异足部畸形，需要将前足内收到与后足合适的对应关系。如果足跟外翻，也需要将其内收至中立位。为了矫正马蹄畸形并防止摇椅足畸形，通常需要 4～5 次石膏矫形，大多数情况下还需要行第 2 次跟腱切断术（图 12-3G、J）。

根据我们的经验，一旦复杂型马蹄内翻足得到矫正，软组织的僵硬就会减轻，皮肤皱褶和肿胀就会消失，最终足部发育正常。

极少数的复杂型马蹄内翻足患者也会伴有一个或多个手指轻微的屈曲挛缩和（或）拇指的内收挛缩畸形。这些挛缩畸形在 1 岁以内可以通过简单的手部夹板治疗而得以矫正。这些情况可以看作一种非常轻微的关节挛缩症，是常见先天性马蹄内翻足和不常见的下肢关节挛缩症之间的过渡型。

参 考 文 献

Carroll，N.C.（1994）. Preoperative Clinical Assessment of Clubfoot. In George W. Simons（ed.），The Clubfoot：The Present and a View of the Future. New York，NY：Springer-Verlag，97-98.

Chotel，F.，Parot，R.，Durand，J.M.，Garnier，E.，Hodgkinson，I.，and Berard，J.（2002）. Initial management of congenital varus equinus clubfoot by Ponseti's method. Rev Chir Orthop Reparatrice Appar Mot.，88，710-717.

Colburn，M.，Williams M.（2003）. Evaluation of the treatment of idiopathic clubfoot by using the Ponseti method. J Foot Ankle Surg.，42，259-267.

Dimeglio，A.（1994）. Classification of Talipes Equinovarus. In George W. Simons（ed.），The Clubfoot：The Present and a View of the Future. New York，NY：Springer-Verlag，92-93.

Dimeglio，A.，Bensahel，H.，Souchet，P.，Mazeau，P.，and Bonnet，F.（1995）. Classification of clubfoot. J Pediatr Orthop.，4，129-136.

Dobbs，M.B.，Rudzki，J.R.，Purcell，D.B.，Walton，T.，Porter，K.R.，and Gurnett，C.A.（2004）. Factors predictive of outcome after use of the Ponseti method for the treatment of idiopathic clubfeet. J Bone Joint Surg.，86，22-27.

Goksan，S.B.（2002）. Treatment of congenital clubfoot with the Ponseti method. Acta Orthop Traumatol Turc.，36，281-287.

Goldner，J.L.，and Fitch，R.D.（1994）. Classification and Evaluation of Congenital Talipes Equinovarus. The Clubfoot：The Present and a View of the Future. New York：Springer-Verlag，120-139.

Herzenberg，J.E.，Radler，C.，and Bor，N.（2002）. Ponseti versus traditional methods for idiopathic clubfoot. J Pediatr Orthop.，22，517-521.

Lehman，W.B.，Mohaideen，A.，Madan，S.，Scher，D.M.，Van Bosse，H.J.，Iannacone M.，Bazzi，J.S.，and Feldman，D.S.（2003）. A method for the early evaluation of the Ponseti（Iowa）technique for the treatment of idiopathic clubfoot. J Pediatr Orthop B.，12，133-140.

Morcuende，J.A.，Dolan，L.A.，Dietz，F.R.，and Ponseti，I.V.（2004）. Radical reduction in the rate of extensive corrective surgery for clubfoot by using the Ponseti Method. Pediatrics.，113，376-380.

Pandey，S.，and Pandey，A.K.（1994）. Clinical Classification of Congenital Clubfeet. In George W. Simons（ed.），The Clubfoot：The Present and a View of the Future. New York：Springer-Verlag，91-92.

Perry，J.（1983）. Anatomy and biomechanics of the hindfoot. Clinical Orthopedics and Related Research，177，9-15.

Ponseti，I.V.，and Smoley，E.N.（1963）. Congenital Clubfoot：the results of treatment. J Bone Joint Surg Am.，45，261-275.

Ponseti，I.V.（1996）. Congenital Clubfoot：Fundamentals of Treatment. Oxford，UK：Oxford University Press.

Toydemir，R.M.，Rutherford，A.，Whitby，F.G.，Jorde，L.B.，Carey，J.C.，and Bamshad，M.J.（2006）. Mutations in embryonic heavy chain（MYH3）cause Freeman-Sheldon syndrome and Sheldon-Hall syndrome. Nature Genetics.，38，561.

Turco，V.（1994）. Recognition and Management of the Atypical Idiopathic Clubfoot. In George W. Simons（ed.），The Clubfoot：The Present and a View of the Future. New York：Springer-Verlag，76-77.